VINCENTZ

Andrea Friese

Herbstvergnügen

28 Kurzaktivierungen im Herbst für Menschen mit Demenz

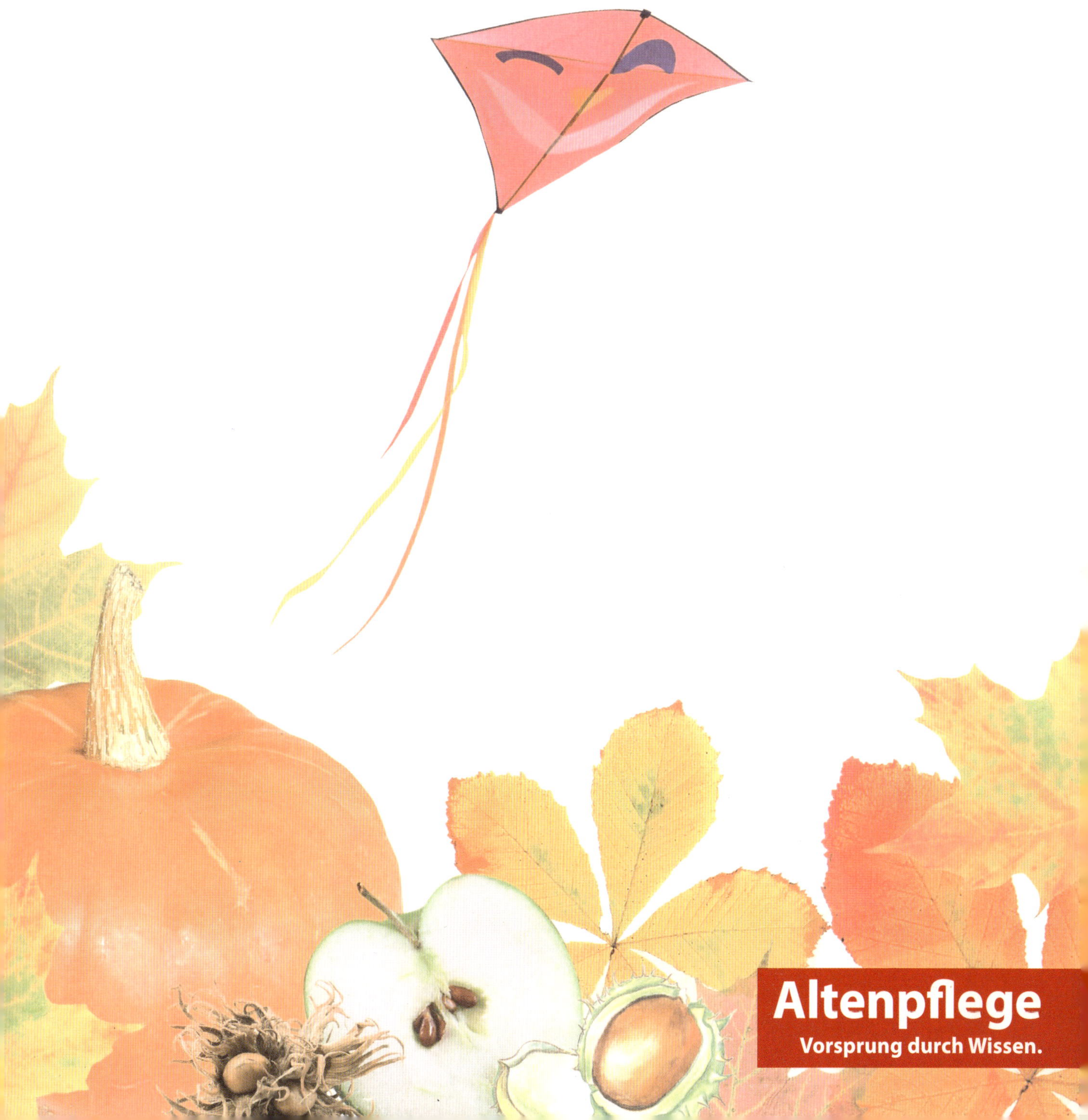

Altenpflege
Vorsprung durch Wissen.

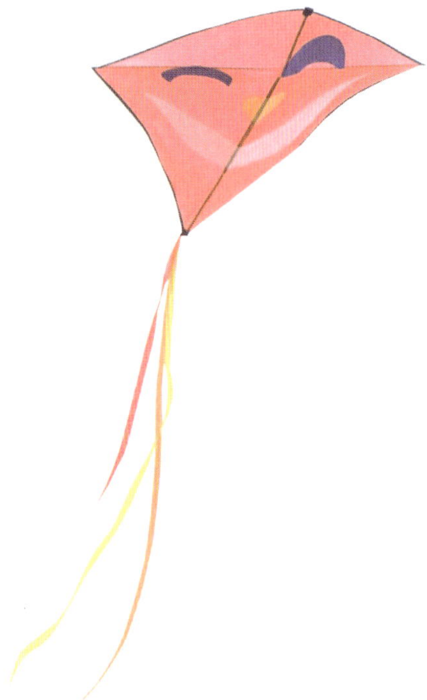

Bibliografische Information Der Deutschen Nationalbibliothek

Die Deutsche Nationalbibliothek verzeichnet diese Publikation in der Deutschen Nationalbibliografie;
detaillierte bibliografische Daten sind im Internet über «http://dnb.d-nb.de» abrufbar.

Besuchen Sie uns im Internet: www.altenpflege.vincentz.net

Titelcollage, Gestaltung und Durchführung:
Spiess-Reimann-Design, Laatzen
Druck: BWH GmbH Medien Kommunikation
Fotos: Spiess-Reimann-Design
ISBN 3-86630-067-0
978-3-86630-067-5

Die Buch-Landkarte für das Buch Herbstvergnügen

Seit 2008 finden Sie in den Büchern von Vincentz Network eine solche Landkarte in Form eines Mind Maps®. Sie dient der Orientierung und stellt das Thema des Buches in einen übergeordneten Zusammenhang zur Pflege. Außerdem erklärt die Buch-Landkarte, welches Thema im aktuellen Buch behandelt wird.
Viel Spaß beim Entdecken!

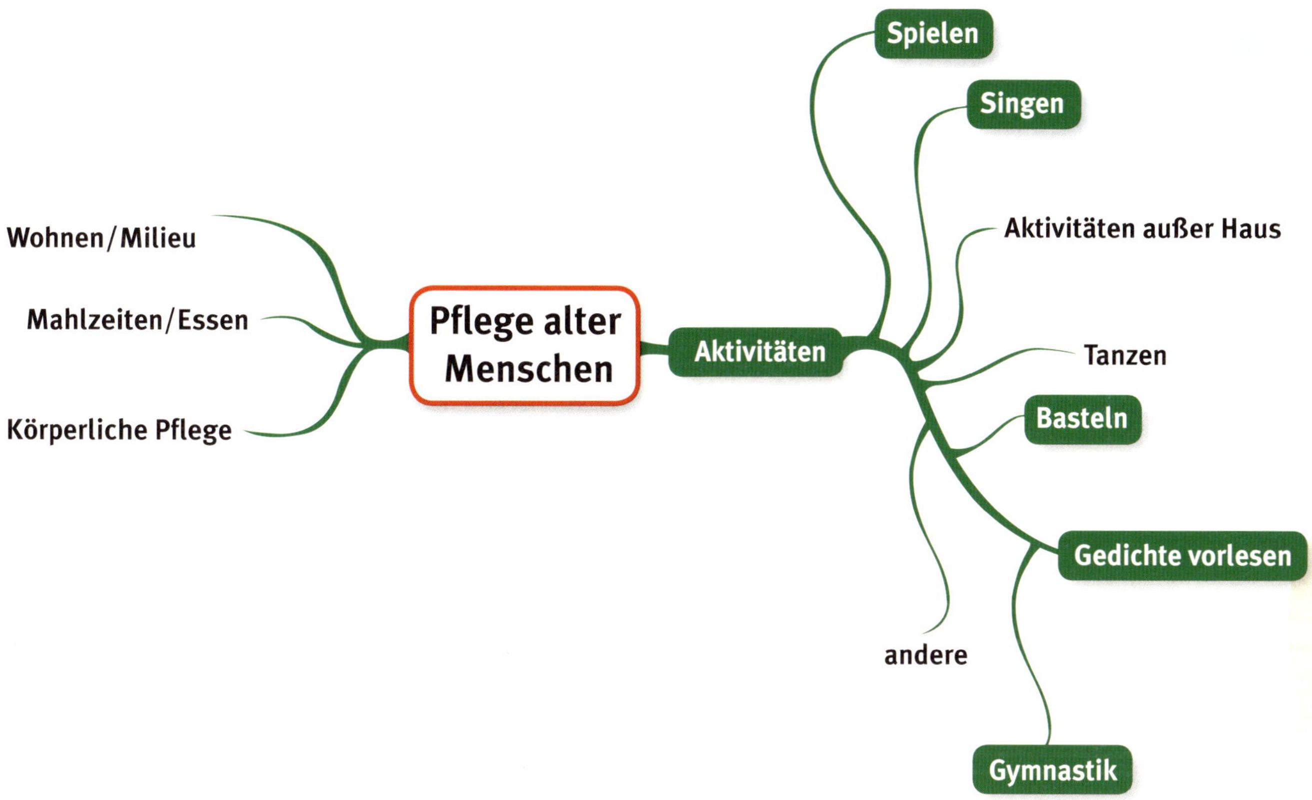

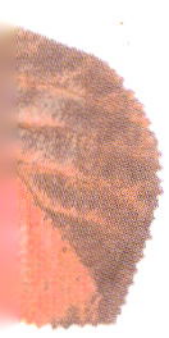

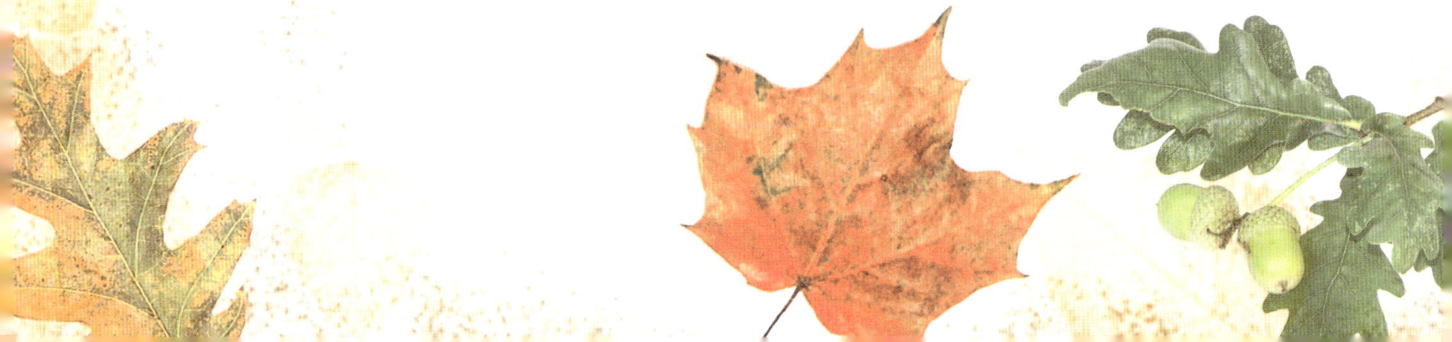

Geleitwort

Ich denke an meine demenzkranke Mutter – vor 15 Jahren, es ist Herbst, sie fragt immer wieder „Wo bin ich doch nur, hier bin ich doch nicht Zuhause, was soll ich denn nur tun?“

Hätte ich damals das vor mir liegende Buch schon gehabt, ich hätte es zur Hand genommen, ich hätte darin geblättert, ich hätte angefangen, ihr vorzulesen, ihr die Bilder zu zeigen. Wir wären an einem Thema stehen geblieben und ich hätte versucht, ihr damit ein wenig Halt in ihrem sonst so zerfließenden Tag zu geben.

Herbstfarben – in den verschiedenen Nuancen – das zeigt uns das Buch mit den Kurzaktivierungen in seinen 28 Einheiten. Es macht Spaß, nur darin zu blättern und erst recht, sich vorzustellen, wie die einzelnen Themen Brücken zu verschütteten Erinnerungen bauen können. Die Einheiten sind praxisnah und unkompliziert dargeboten. Primär soll das Buch die Mitarbeiter in den stationären Pflegeeinrichtungen bei Kurzaktivierungen unterstützen. Aber es ist eine Freude, nicht nur für professionell geschulte Kräfte, sondern auch für Angehörige oder andere Menschen, die sich um Demenzkranke kümmern, sich mit diesem Buch auseinanderzusetzen.

Nach meinen eigenen Erfahrungen ist es wichtig, ein solches Buch griffbereit zu haben, denn man selbst hat nicht immer die schönen Beispiele, Lieder, Gedichte und Bilder zur Hand. Auch einfach nur zum Anschauen, für alle, auch für die Kranken selbst. Phantasie und Gedächtnis werden angeregt, Versatzstücke hervorzuholen und durch Assoziationen mit anderen zu verknüpfen, ohne Zwang, nur zum Spaß und zur Freude.

Heike von Lützau-Hohlbein

Vorsitzende der Deutschen Alzheimer Gesellschaft – Selbsthilfe Demenz

Inhalt

Einführung

Mit dem September kommt der Herbst – die Zeit der Reife, der Ernte, der Vorsorge für den Winter, die Zeit, in der Gedanken an Werden und Vergehen, Wehmut und Hoffnung präsenter sind als zu allen andern Zeiten des Jahres. Der Flug der Vögel in den Süden und das erste bunte Laub sind die Vorboten für die nahende Kälte. Und doch ist dies die Jahreszeit, die förmlich dazu einlädt, sie mit allen Sinnen zu genießen.

Wie sieht der Herbst aus?
Die Natur bietet dem Auge ein prächtiges Farbenspektakel in allen Schattierungen von gelb, orange und rot bis braun. Die Farben des Herbstes spiegeln eine Wärme wider, die man sich gerne ins Haus holt, um sich dort in aller Behaglichkeit an den kürzer werdenden Tagen an ihr zu erfreuen.

Wie schmeckt der Herbst?
Nach roten Äpfeln und goldenen Birnen, nach farbenprächtigen Kürbissen und würzigen Pilzen, nach Wildgerichten und herzhaften Braten.

Wie riecht der Herbst?
Der Herbst ist die Jahreszeit, die man am leichtesten mit der Nase wahrnimmt: Die Gerüche von Laub und Obst, von Nebel und Kartoffelfeuer erinnern an die Lebendigkeit der Erde, an das Werden und Vergehen.

Wie klingt der Herbst?
Das Laub raschelt unter den Füßen, die Regentropfen prasseln ans Fenster, der Sturm weht die Nüsse und Kastanien von den Bäumen – und draußen wird es ruhiger, weil die Menschen ihre Aktivitäten wieder nach innen verlagern.

Wie fühlt sich der Herbst an?
Gerade Naturmaterialien wie Blätter, Kastanien, Nüsse und Eicheln laden zum Fühlen, Anfassen, Betasten ein. Draußen muss noch einmal aufgeräumt werden, was die Natur in „Unordnung" gebracht hat – und erste Vorbereitungen für die Zeit nach dem Winter werden bereits jetzt getroffen.

Und nicht zuletzt verlocken schöne spätherbstliche Tage noch einmal zu Spaziergängen an der frischen Luft, zur Teilnahme an Aktivitäten in der Gemeinschaft wie Besuchen auf der Kirmes oder auf Weinfesten.

Dieses Buch soll dazu beitragen, die Sinnlichkeit dieser Jahreszeit einzufangen und in herbstliche Aktivierungsrunden weiterzugeben.

  ISBN 978-3-86630-067-5

Zur Arbeitsweise mit diesem Buch

Die „10-Minuten-Aktivierung“, ein von Ute Schmidt-Hackenberg entwickeltes Förderkonzept für Menschen mit Demenz, ist seit einigen Jahren fester Bestandteil der Pflege- und Therapiemaßnahmen in vielen stationären und teilstationären Alteneinrichtungen. Dieses Buch soll als Ergänzung zum Material von Ute Schmidt-Hackenberg weitere thematische Anregungen geben, die sofort (fast) ohne Vorbereitung mit den Teilnehmerinnen und Teilnehmern erarbeitet werden können. Lediglich für die möglichen Sinnesübungen braucht man ggf. etwas Planungszeit.

Die vorliegenden Kurzaktivierungen sind in erster Linie für Menschen mit Demenz gedacht. Die Mitarbeiterinnen und Mitarbeiter in den stationären Pflegeeinrichtungen sind darauf angewiesen, in ihrer knapp bemessenen Zeit möglichst ohne viel Aufwand Ideen und Hilfsmittel für die Aktivierung an die Hand zu bekommen. Ich möchte deshalb mit dieser auf vier Bände angelegten Reihe eine Praxishilfe für jede Jahreszeit und für möglichst viele Interessensgebiete anbieten. 28 Themen – das ist ein Vorrat für vier komplette Wochen mit täglicher Aktivierung. Aufgrund des reichhaltigen Inhalts jeder thematischen Einheit können die Inhalte auch über mehrere Tage hinweg behandelt werden. Gleichzeitig ist das Buch eine wahre Fundgrube an Materialien und Anregungen auch für die Kaffeestunde am Nachmittag oder die Gesprächsrunde zwischendurch.

Die Zielgruppe

Es wird kaum eine Lebensgemeinschaft oder Wohngruppe von Menschen mit Demenz geben, die ein einheitliches Krankheitsbild aufweist; einige der Teilnehmerinnen und Teilnehmer sind sicherlich schon im fortgeschrittenen Stadium und können sich nur noch selten einbringen, während andere nur wenige kognitive Defizite aufzeigen oder sich trotz der Demenz noch sehr gut am Geschehen beteiligen. Außerdem spielen der erworbene Bildungsgrad, gelebte Interessen und (Lebens-)Erfahrungen eine wichtige Rolle.
Dazu kommen noch die unterschiedlichsten Biografien bezüglich des sozialen Umfeldes und des Alltags in der Stadt oder auf dem Land, als Frau im Beruf – u. U. mit Doppelbelastung durch Haushalt und Kinder –, als „Nur“ Hausfrau oder als Alleinerziehende, die ihren Mann im Krieg verloren hat. Da findet sich eine jüngere Alzheimerkranke neben einer hochbetagten Dame mit einer völlig anderen Lebensgeschichte; die eine weiß vom Leben auf dem elterlichen Bauernhof zu berichten, während die andere in der Stadt wohnte oder gar dort „in Stellung“ war.
Natürlich befinden sich auch Männer in den Aktivierungsrunden; aufgrund der demografischen Entwicklung wird deren Anteil prozentual auf jeden Fall steigen. Auch sie sollten durch gezielte Fragestellungen in das Geschehen einbezogen werden, denn gerade erst diese bunte Vielfalt an Lebensgeschichten macht die Aktivierungseinheiten immer wieder spannend und lebendig!

Auswahl der Themen

Die Themen wurden so ausgewählt, dass sie einen Bezug zur Lebenswelt der Teilnehmerinnen und Teilnehmer haben und biografisches Arbeiten möglich machen, indem jeder etwas aus seinem Erfahrungsschatz dazu beitragen kann. Dazu gehören auch standardisierte Formeln wie Sprichwörter, Redensarten und Zwillingsformeln, die sogar Menschen mit fortgeschrittener Demenz noch ergänzen können.

Rituale sind gesund

Bei den Kurzaktivierungen ist der ritualisierte Ablauf sehr wichtig. Gerade Menschen mit Demenz brauchen eine für sie bekannte und überschaubare Welt mit strukturierten Abläufen, um sich in einer sich ständig verändernden Welt sicher und damit auch körperlich und geistig in einer sich stetig verändernden Gesellschaft wohlzufühlen.
Die thematischen Einheiten sind so konzipiert, dass Sie – je nach Teilnehmerkreis und auch Ihrem Interesse als durchführende Fachkraft – aus dem vielfältigen Angebot auswählen können und sollen.
Sie können eine Thematik auch an mehreren aufeinanderfolgenden Tagen zur Aktivierung nutzen: So wird z. B. am ersten Tag über ein Thema erzählt, eine Bewegungsgeschichte durchgeführt und ein Lied zum Abschluss gesungen; am nächsten Tag geht es weiter mit Redewendungen, der Wiederholung der Bewegungsübung („Wissen Sie noch, welche Bewegungen wir gestern gemacht haben?“) und einem passenden Gedicht zur Abrundung.
Des Weiteren können Sie natürlich z. B. auch ein Thema aus diesem Buch zu einer anderen Jahreszeit auswählen, wenn es gerade passt.

Die Anregungen zum Gespräch

Zu Beginn einer Einheit stehen immer Vorschläge, wie Sie die Teilnehmer zum Gespräch animieren können. Die Tischdekoration oder auch Bilder und Gegenstände haben dabei eine wichtige Funktion: Sie regen gerade Menschen mit Demenz zum Erinnern und Erzählen an, wecken Assoziationen auch wenn die richtigen Worte vielleicht gerade fehlen. Wichtig: Lassen Sie die Teilnehmer erzählen! Dabei ist stets zu bedenken, dass sich im Erinnerten subjektiv erlebte Familien- und Zeitereignisse widerspiegeln, die man keinesfalls als allgemeingültigen Spiegel der Zeitgeschichte deuten darf, wenngleich sie zweifellos in bestimmte historische Abläufe eingebettet sind. Es gebietet sich natürlich ein verantwortungsvoller Umgang mit den Lebenserinnerungen der Menschen, die uns anvertraut sind.

Die Bewegungsübungen

Die Bewegungsübungen sind fast immer in kleine Geschichten eingebunden, die Alltagssituationen wiedergeben. Die vorgegebenen Übungen können dabei auch verändert werden: Experimentieren Sie ruhig ein wenig, verändern Sie Bewegungsabläufe und probieren Sie neue Dinge aus! Wichtig ist dabei, dass der Einzelne die Übungen nur soweit mitmachen muss, wie er/sie kann. Nicht Perfektionismus ist hier das Ziel, sondern der Spaßfaktor.

Anregungen für die Sinne

Zu jeder Aktivität finden Sie in einer besonderen Rubrik eine „Anregung für die Sinne", die Sie dann ausführen können, wenn mehr Zeit zur Vorbereitung vorhanden ist, das Material schnell beschafft oder das Thema z. B. in einer längeren Gesprächsrunde am Nachmittag noch einmal vertieft werden kann.

Die Lieder und Gedichte

Die Lieder und Gedichte wurden so ausgewählt, dass sie möglichst zum Thema passen, aber auch bekannt sind. Gerade die ältere Generation musste in ihrer Schulzeit noch viele Gedichte auswendig lernen, und so sind manche Teilnehmerinnen und Teilnehmer noch in der Lage, trotz ihrer Erkrankung an Demenz ganze Gedichte aus der Erinnerung fehlerfrei aufzusagen.
Die Liedertexte wurden meistens der Vollständigkeit halber komplett abgedruckt; oft reicht es aus, wenn nur die ersten – meist bekannten – Strophen gesungen werden. Trotzdem kann man vielleicht manche Strophe mündlich vortragen oder zusammenfassen. Es wurde versucht, zu den einzelnen Themen passende Lieder zu finden; sollte ein Lied nicht bekannt sein, kann man es auch als Gedicht vorlesen. Manches Lied mag auf den ersten Blick wie „Kinderkram" anmuten, aber gerade die Kinderlieder (wie auch Abzählreime oder manche Gedichte) sind den Demenzkranken noch so präsent wie eh und je – weil sie diese auch ihren eigenen Kindern vorgetragen und beigebracht haben. Hier können sich auch noch Alzheimerpatienten im fortgeschrittenen Stadium beteiligen und ganze Passagen auswendig aufsagen und sich damit voller Stolz einbringen!

Zu den verwendeten Begriffen

Die ausführende Kraft wird hier als „Fachkraft" bezeichnet, unabhängig von der Ausbildung.
Folgende Abkürzungen werden verwendet:
TN = Teilnehmer und Teilnehmerinnen
KV = Kopiervorlage

Die Orthografie der Gedichte und Lieder richtet sich nach den jeweiligen Originaltexten.

Ich wünsche Ihnen viel Freude bei der Umsetzung!

Andrea Friese

Herbsttag

Herr: es ist Zeit.
Der Sommer war sehr groß.
Leg deinen Schatten auf die Sonnenuhren,
und auf den Fluren laß die Winde los.

Befiehl den letzten Früchten voll zu sein;
gieb ihnen noch zwei südlichere Tage,
dränge sie zur Vollendung hin und jage
die letzte Süße in den schweren Wein.

Wer jetzt kein Haus hat,
baut sich keines mehr.
Wer jetzt allein ist, wird es lange bleiben,
wird wachen, lesen, lange Briefe schreiben
und wird in den Alleen hin und her
unruhig wandern, wenn die Blätter treiben.

(Rainer Maria Rilke, 1875 – 1926)

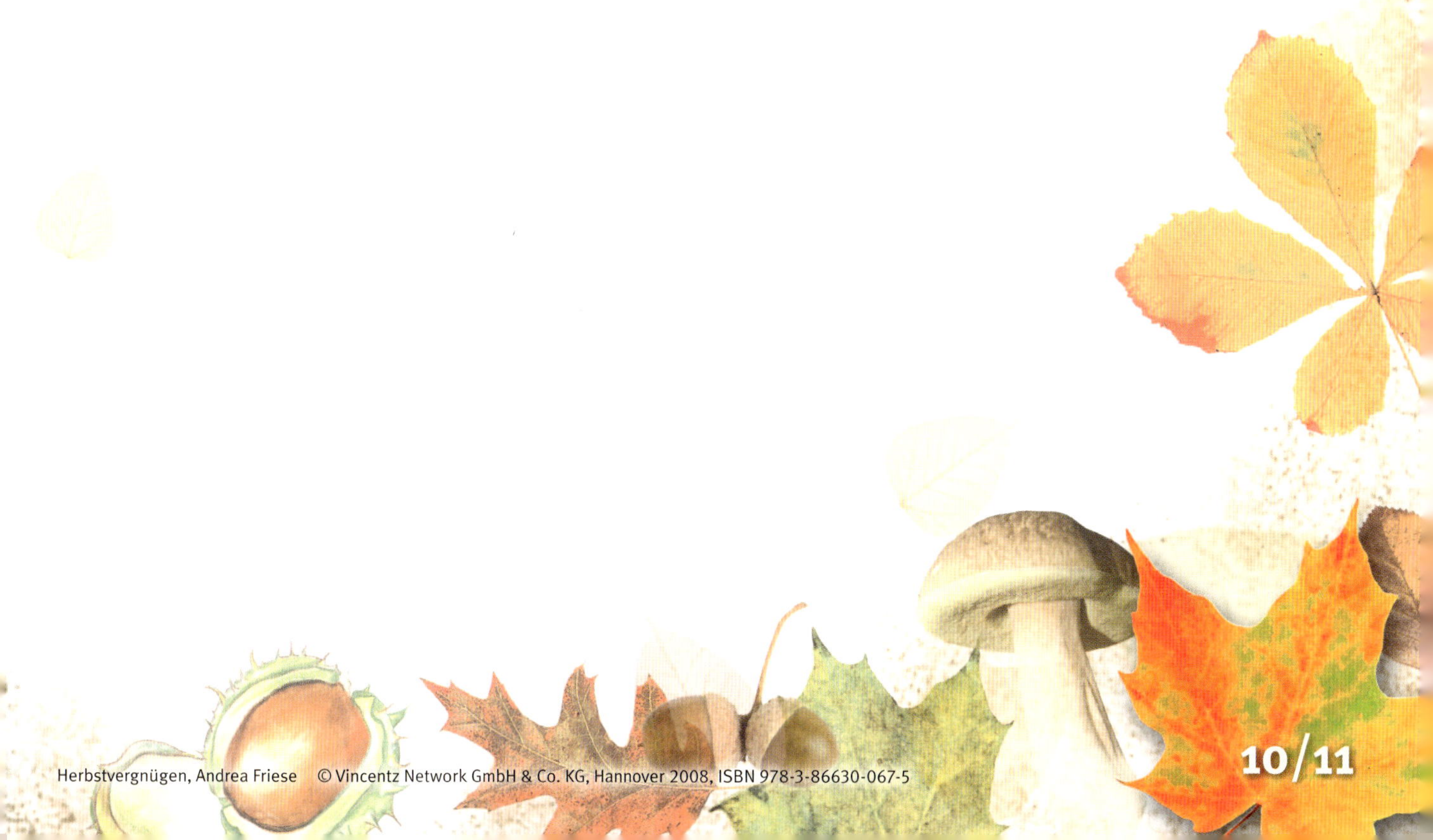

1. Kapitel

Der Herbst

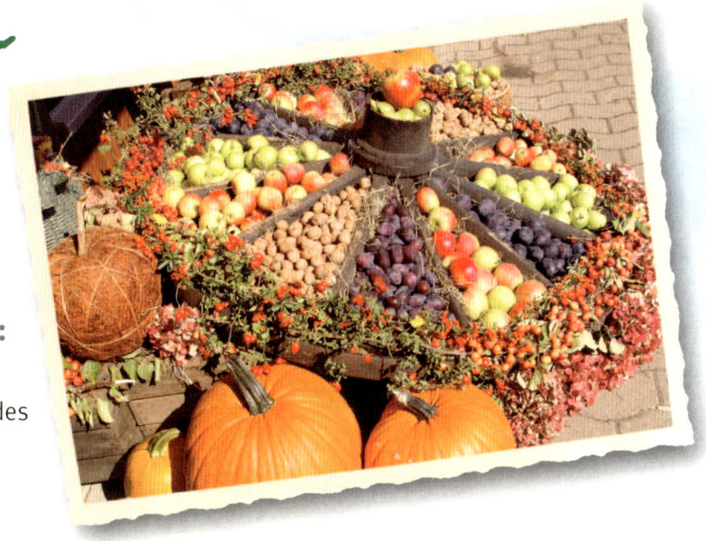

Material:

Ein herbstlicher Blumenstrauß als Dekoration in der Tischmitte, der sich zur Bewegungsübung leicht wegräumen lässt; für jeden TN einen Igelball (kleiner Ball mit Noppen).

Vorbereitung:

Der Herbstrauß wird in die Mitte des Tisches gestellt.

1. Gespräch und Unterhaltung

Anregungen zum Gespräch:

- Was gefällt Ihnen an der Jahreszeit „Herbst“? *(Erzählen lassen.)*
- Welche Unternehmungen machen im Herbst so richtig Spaß? Denken sie auch an Ihre Kindheit zurück! *(Erzählen lassen: Fesselballons am Himmel beobachten, Drachen steigen lassen, am Kartoffelfeuer sitzen, Blätter, Eicheln und Kastanien sammeln … Hier kann die Fachkraft zur Wortfindung Hilfestellung geben.)*
- Welche Herbstblumen mögen Sie gerne? *(Astern, Chrysanthemen, Dahlien, Erika, Hortensien …)*
- Der Herbst ist auch die Zeit der Igel. Nun müssen sich die kleinen Tierchen soviel Winterspeck wie möglich anfressen, damit sie von Mitte Oktober bis zum Frühjahr Winterschlaf halten können. Haben Sie schon einmal einem kranken Igel geholfen? Wo war das, und was haben Sie gemacht? *(Erzählen lassen. Man sollte Igel möglichst nicht mit ins Haus nehmen, da sie Wildtiere sind und viel Auslauf brauchen.)*
- Wie nennt man die Wetterperiode, wenn es im Spätsommer oder im Herbst noch einmal richtig schönes Wetter gibt? Im Herbst gibt es besonders viele Spinnfäden, die im Tau zart glitzern können. Die feinen Spinnweben sind Symbol für die dünnen grauen Haare von alten Frauen. *(Das ist der Altweibersommer, in der Schweiz auch „Witwensommerli“ genannt. In Amerika sagt man „Indianersommer“, „Indian Summer“.)*
- Welche Feiertage und Gedenktage fallen in den Herbst? *(Der Tag der Deutschen Einheit am 03.10., der Reformationstag am 31.10., Allerheiligen am 01.11., Allerseelen am 02.11., der Totensonntag und der Buß- und Bettag. Besondere Brauchtumstage sind „Halloween“ am 31.10. und der Martinstag am 11.11.)*

Reimen Sie mit!

- A, B, C – Sommer … *(ade)*.
- D, E, F – Der Herbst ist nun der … *(Chef)*!
- G, H, I – Der Wind singt eine … *(Melodie)*.
- J, K, L – Der Katze wächst das Winter… *(fell)*.
- M, N, O – Die Pferde fressen … *(Stroh)*.
- P, Q, R – Der Jäger holt das Jagd… *(gewehr)*.
- S, T, U – Ich brauch jetzt warme … *(Schuh)*!
- V, W, X – Wer höflich ist, macht einen … *(Knicks)*.
- Y und Z – Wir heizen den Ofen mit … *(Brikett)*!

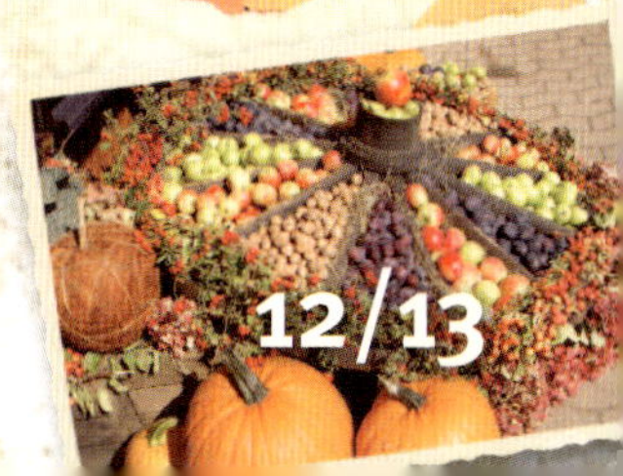

Ergänzen Sie:

- Auch der Herbst hat noch schöne ... *(Tage)*.
- Das ist der Herbst des ... *(Lebens)*.
- Ich hole für ihn die Kastanien aus dem ... *(Feuer)*!
- Diese Aufgabe ist eine harte ... *(Nuss)*!
- Wer im Frühjahr nicht sät, wird im Herbst nicht ... *(ernten)*!
- Wie der Bartholomäus (24.08.) sich hält, so ist der ganze Herbst ... *(bestellt)*.
- Auf Aegidi (01.09.) Sonnenschein, tritt ein schöner Herbst uns ... *(ein)*.
- Ist beim Herbst das Wetter nass, ist auch bald gefüllt das ... *(Glas)*.

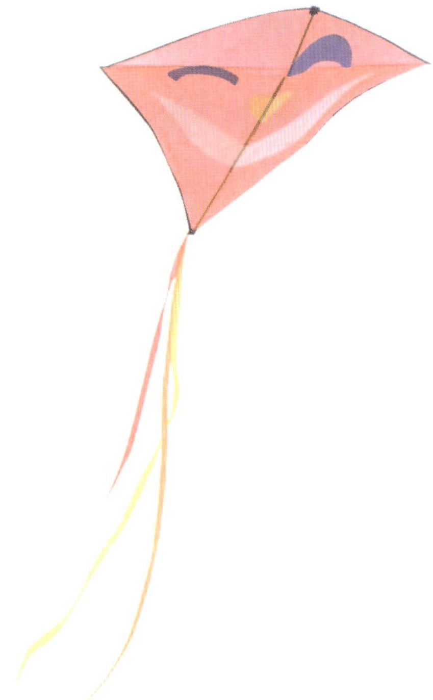

2. Gymnastik und Körperbewegung

Fingerspiel

Kennen Sie noch das Fingerspiel vom Pflaumenbaum?
In jeder Zeile wird ein Finger – vom Daumen bis zum kleinen Finger – beschrieben und einzeln mit der anderen Hand bewegt:

Das ist der Daumen,	*(Daumen schütteln)*
der schüttelt die Pflaumen,	*(Zeigefinger schütteln)*
der hebt sie auf,	*(Mittelfinger schütteln)*
der trägt sie nach Haus,	*(Ringfinger schütteln)*
und der Kleine isst sie alle, alle auf!!!	*(kleinen Finger schütteln)*

Übungen mit dem Igel-Ball

Jeder TN bekommt einen Igelball. Folgende Übungen können am Tisch durchgeführt werden:

- Den Ball zwischen beide Hände nehmen und auf den Handflächen hin und her rollen, um ein Gefühl für den Ball zu bekommen. Gleichzeitig werden die Handflächen massiert.
- Den Ball auf den Tisch legen und auf der Tischplatte zwischen den Händen hin und her rollen lassen.
- Den Igelball auf den linken Arm legen. Mit der rechten Hand den Ball kreisförmig bewegen und dabei den Arm massieren.
- Die gleiche Übung gegenseitig durchführen.
- Den Ball auf die Tischplatte legen. Die rechte Handfläche auf den Igelball legen und kreisförmige Bewegungen ausführen.
- Die gleiche Übung mit der linken Hand durchführen.

Zum Abschluss kann die Fachkraft mit ihrem Igelball bei den TN, die dies zulassen, eine ganz kurze Schultermassage durchführen.

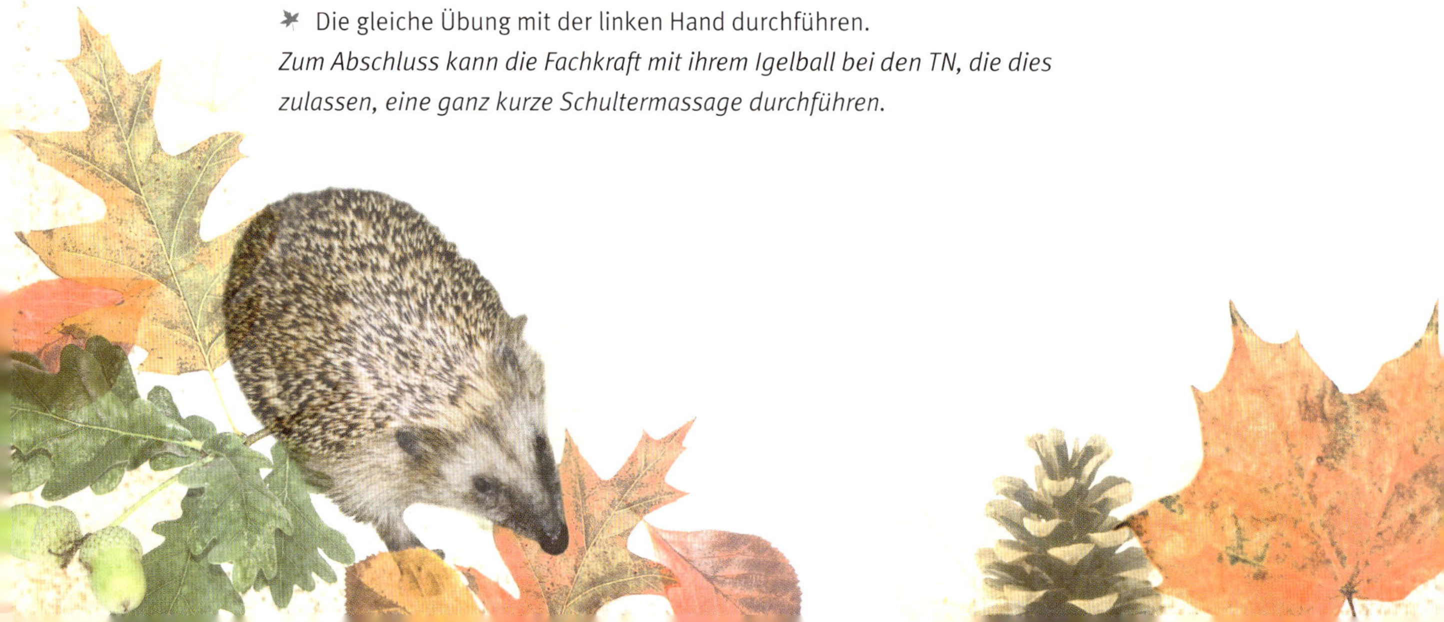

3. Zum Vorlesen

Herbst

Die letzten Sommertage geh'n zu Ende,
der Herbst nimmt nun das Jahr in seine Hände.
Mit einem kräftigen Pinselstrich
schenkt er uns Farben wunderschön.
In gelb und blau, in rot und grün
sind prächtig sie jetzt anzuseh'n.

Scheint dann die Sonne noch vom Himmelszelt,
vergoldet sie mit ihrem Glanz die Welt.
Die Früchte sind gereift und es ist Erntezeit.
Doch eine leichte Wehmut stellt sich ein,
es kann nichts ewig bleiben.
Die ersten Blätter fallen von den Ästen leis und fein.
Der Herbstwind bläst jetzt kräftig in das Land
und gibt das Jahr dem Winter in die Hand.

(Maria Meisner, 1912 – 2007)

Anregung für die Sinne:

Reichen Sie herbstliche Blüten herum und lassen sie die TN sehen, riechen und fühlen. In Glasgefäßen verschönern die Blüten die herbstliche Kaffeetafel – vielleicht noch mit den farblich passenden Servietten dazu.

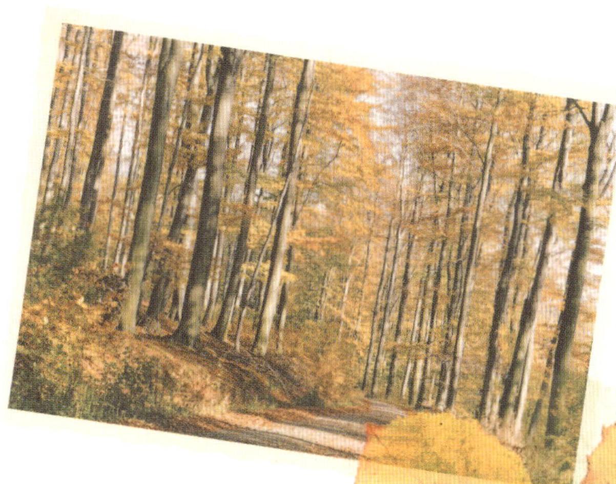

4. Lied zum Abschluss

Wildgänse rauschen durch die Nacht

1. Wildgänse rauschen durch die Nacht
mit schrillem Schrei nach Norden;
Unstete Fahrt habt Acht, habt Acht,
die Welt ist voller Morden.

2. Fahrt durch die nachtdurchwogte Welt,
graureisige Geschwader!
Fahlhelle zuckt und Schlachtruf gellt,
weit wallt und wogt der Hader.

3. Rausch zu, fahr zu, du graues Heer!
Rauscht zu, fahrt zu nach Norden!
Fahrt ihr nach Süden übers Meer,
was ist aus uns geworden?

4. Wir sind wie ihr ein graues Heer
und fahr'n in Kaisers Namen.
Und fahr'n wir ohne Wiederkehr,
rauscht uns im Herbst ein Amen.

(Walter Flex, 1887 – 1917)

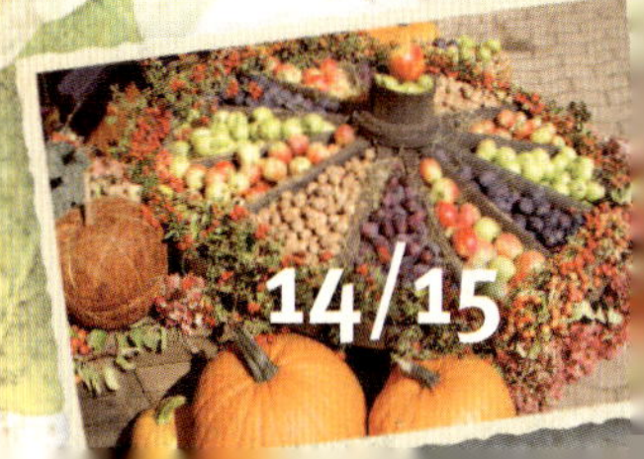

2. Kapitel

Die Kartoffel: eine tolle Knolle!

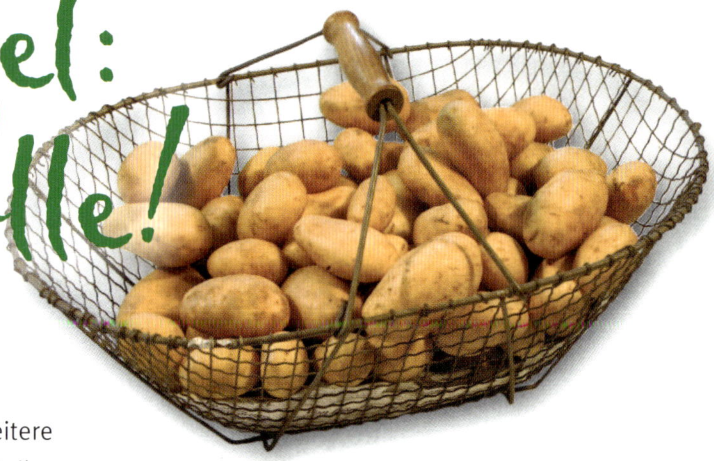

Material:

Kartoffeln (ungekocht und ungeschält), pro TN ein Gemüsemesser oder Sparschäler, Tellerchen für die Schalen, evtl. weitere Haushaltsgeräte zur Bearbeitung von Kartoffeln: Stampfer, Reibe ...

Vorbereitung:

Es sollte vor der Aktivierung klar sein, welche TN lieber mit Sparschäler oder mit dem Messer Kartoffeln schälen. Alle Materialien bereitlegen.

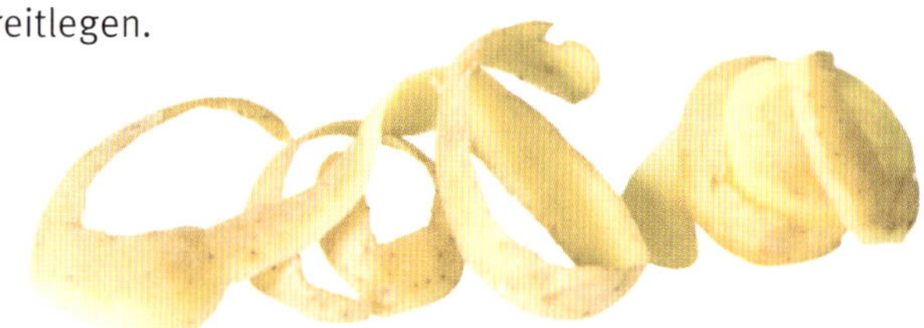

1. Gespräch und Unterhaltung

Anregungen zum Gespräch:

- Welche leckeren Kartoffelgerichte haben Sie immer gerne serviert? *(Erzählen und evtl. auch Rezepte vortragen lassen: Kartoffelsalat, Himmel und Erde, Bratkartoffeln, Kartoffelsuppe ...)*
- Wo wurden die Kartoffeln früher gelagert? *(Im Keller in einer Kartoffelkiste; sie müssen dunkel gelagert werden.)*
- Warum hießen die Herbstferien früher „Kartoffelferien"? Wie haben Sie als Kind die Ferien verbracht? *(Bis in die sechziger Jahre mussten auch Schulkinder im Herbst bei der mühseligen Kartoffelernte mithelfen. Sicher weiß der eine oder andere TN hierüber zu berichten!)*
- Hermann Löns (1866 – 1914) schreibt:

  Du wirbelnder Rauch der Kartoffelfeuer,
  erinnerer an alte, verflossene Zeit.
  Wie ist mir dein herber Geruch doch so teuer,
  du bleibst mir als Jugenderinnerung geweiht!
- Kennen Sie auch das Kartoffelfeuer aus Ihrer Kinder- und Jugendzeit? *(Auch heute lebt die alte Tradition wieder auf, z. B. bei Dorfgemeinschaften, in Kindergärten usw. Die Kartoffeln werden in die heiße Glut geworfen und nach einer Weile mit einem Stock wieder herausgeholt.)*
- Was kann man alles aus der Kartoffel herstellen? *(Die Fachkraft kann hier evtl. durch Beschreiben der Gerichte bei der Wortfindung helfen.) Bratkartoffeln, Kartoffelpüree, Reibekuchen (Kartoffelpuffer), Rösti, Herzoginnenkartoffeln, Kroketten, Pommes Frites, Chips, Kartoffelsuppe, Kartoffelklöße, Dampfkartoffeln, Kartoffelgratin, Ofenkartoffeln, Pellkartoffeln, Kartoffelmehl, Schnaps/Wodka ...*
- Was glauben Sie: Welche Kartoffelprodukte mögen Ihre Enkelkinder am liebsten? *(Chips, Pommes – oder doch Omas Bratkartoffeln?)*
- Not macht erfinderisch. Kennen Sie noch einige andere Verwendungsmöglichkeiten der Kartoffel, die gerade nach Kriegsende verbreitet waren?

Folgende Hinweise wurden von TN zusammengetragen:

- Roh gerieben und dann gekocht wurde daraus Papiermaché zur Herstellung von Kasperleköpfen.
- Das Kochwasser von Thüringer Klößen eignete sich zum Waschen von Wollstoffen.
- Beim Kochen von Klößen fiel als Nebenprodukt Kartoffelmehl an; damit ließ sich die knappe Mehlration strecken.
- Die gesäuberten, rohen Kartoffelschalen wurden gekocht, abgekühlt und durch den Fleischwolf gedreht. Daraus konnte man dann wiederum Kartoffelklöße oder Kartoffelkuchen herstellen.
- Zur Herstellung von Kriegsschlagsahne wurde eine roh geriebene Kartoffel in Magermilch aufgekocht und dann mit Zucker und Backpulver stundenlang zur Konsistenz von Schlagsahne geschlagen.

(Auch heute benutzt die Filmindustrie Kunstschnee aus Kartoffel- und Maisstärke; der Stärke-Wasser-Kleber ist sogar zum Schneemannbauen geeignet. Und biologisch abbaubar ist der Schnee auch: durch Zufügen von mehr Wasser löst sich das Kunstwerk auf.)

Ergänzen Sie:

- Die dümmsten Bauern haben die größten ... *(Kartoffeln)*.
- Lorbeer macht nicht satt, besser wer Kartoffeln ... *(hat)*.
- Rein in die Kartoffeln ... *(raus aus den Kartoffeln)*.
- Sie lässt ihn fallen wie eine ... *(heiße Kartoffel)!*
- Sie holt für ihn die Kartoffeln aus dem ... *(Feuer)*.
- Kartoffel, ist der Bauern Sage, schmecken alle ... *(Tage)*.
- Schaffst du im September keine Kartoffeln in den Keller, blickst du im Winter auf leere ... *(Teller)*.

2. Gymnastik und Körperbewegung

Jeder TN bekommt eine Kartoffel und ein Messer oder einen Sparschäler. Wer schafft es, die längste zusammenhängende Schale abzuschälen? Die Kartoffeln werden anschließend gekocht. Später wird daraus gemeinsam ein Kartoffelsalat zubereitet.

3. Zum Vorlesen

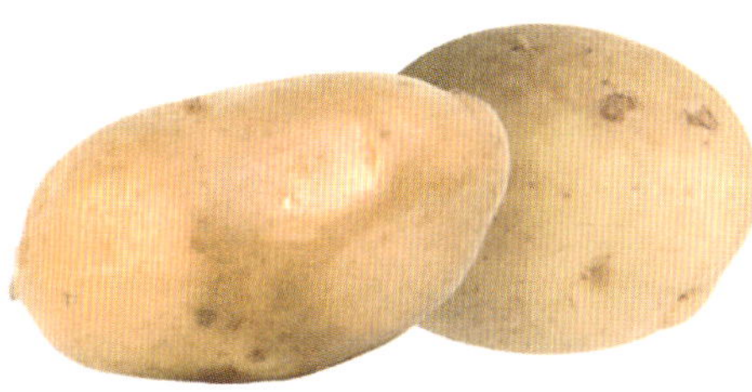

Die Kartoffelernte

Kindlein, sammelt mit Gesang
Der Kartoffel Überschwang!
Ob wir voll bis oben schütten
Alle Mulden, Körb' und Bütten,
Noch ist immer kein Vergang.

Wo man nur den Bulten[1] hebt,
Schaut, wie voll es lebt und webt!
O die schön gekerbten Knollen,
Weiß und rot und dick geschwollen!
Immer mehr, je mehr man gräbt.

Nicht umsonst in bunter Schau
Blüht' es rötlich, weiß und blau,
Ward gejätet, ward gehäufet:
Kindlein, Gottes Segen reifet!
Rief ich oft und traf's genau.

Einst vom Himmel schaute Gott
Auf der Armen bittre Not.
Nahe ging's ihm; und was tat er
Uns zum Trost, der gute Vater?
Regnet' er uns Mannabrot?
Nein, ein Mann ward ausgesandt,
Der die neue Welt erfand.
Reiche nennen's Land des Goldes;
Doch der Arme nennt's sein holdes,
Nährendes Kartoffelland.

Nur ein Knöllchen eingesteckt
Und mit Erde zugedeckt.
Unten treibt dann Gott sein Wesen.
Kaum sind Hände g'nug zum Lesen,
Wie es unten wühlt und heckt.

Was ist nun für Sorge noch?
Klar im ird'nen Napf und hoch
Dampft Kartoffelschmaus für alle.
Unsre Milchkuh auch im Stalle
Nimmt ihr Teil und brummt am Trog.

Aber, Kindlein hört! Ihr sollt
Nicht verschmähn das liebe Gold!
Habt ihr Gold, ihr könnt bei Haufen
Schöne Saatkartoffeln kaufen,
Grad aus Holland, wenn ihr wollt!

(Johann Heinrich Voß, 1751 – 1826)

[1] Erhebungen, Torfmooskuppen

Anregung für die Sinne:

Bringen Sie für jeden TN eine ungeschälte, saubere Kartoffel mit. Die TN legen ihre Kartoffel auf ein weißes Blatt Papier und zeichnen die Umrisse mit einem geeigneten Stift. Dann wird – je nach Lust und Laune – ein Gesicht daraus gezeichnet und ausgemalt. Anschließend werden die „Kartoffelgesichter" gemeinsam betrachtet.

4. Lied zum Abschluss

Die spanischen Entdecker und Eroberer fanden in der Neuen Welt zahlreiche ihnen bisher unbekannte Pflanzen und Früchte, unter anderem die Kartoffel. Da passt natürlich die bekannte Volksweise von Kolumbus gut zum Thema!

Ein Mann, der sich Kolumbus nannt

1. Ein Mann, der sich Kolumbus nannt,
Widewidewitt bum bum.
War in der Schifffahrt wohlbekannt,
Widewidewitt bum bum.
Es drückten ihn die Sorgen schwer,
Widewidewitt, juch-hei-ras-sa!
Er suchte neues Land und Meer.
Widewidewitt bum bum.
Gloria, Viktoria, widewidewitt juchheirassa.
Gloria, Viktoria, widewidewitt bum bum.

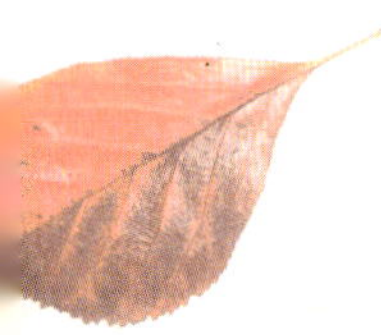

2. Als er den Morgenkaffee trank,
Wide...
Da rief er fröhlich: Gott sei Dank!
Wide...
Denn schnell kam mit der ersten Tram
Wide...
Der span'sche König bei ihm an.
Wide...
Gloria ...

3. Kolumbus, sprach er, lieber Mann,
Du hast schon manche Tat getan!
Eins fehlt noch unsrer Gloria:
Entdecke mir Amerika!
Gloria ...

4. Gesagt, getan, ein Mann, ein Wort,
Am selben Tag fuhr er noch fort.
Und eines Morgens schrie er: Land!
Wie deucht mir alles so bekannt!
Gloria ...

5. Das Volk am Land stand stumm und zag,
Da sagt Kolumbus: Guten Tag!
Ist hier vielleicht Amerika?
Da schrieen alle Wilden: Ja!
Gloria ...

6. Die Wilden waren sehr erschreckt
Und schrieen all: Wir sind entdeckt!
Der Häuptling rief ihm: Lieber Mann,
Als dann bist du Kolumbus dann!
Gloria ...

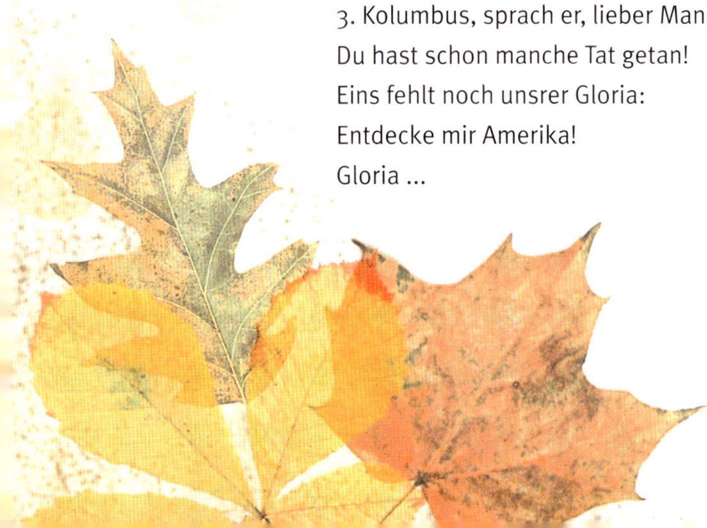

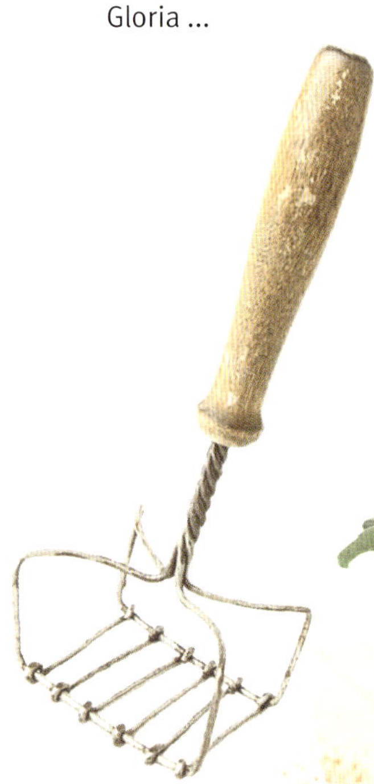

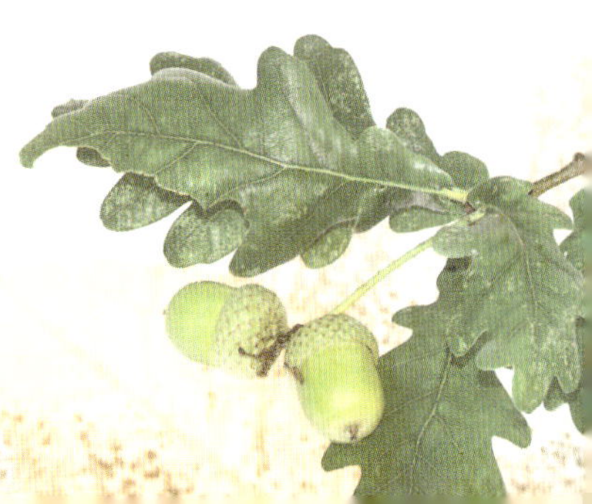

3. Kapitel

Äpfel und Birnen

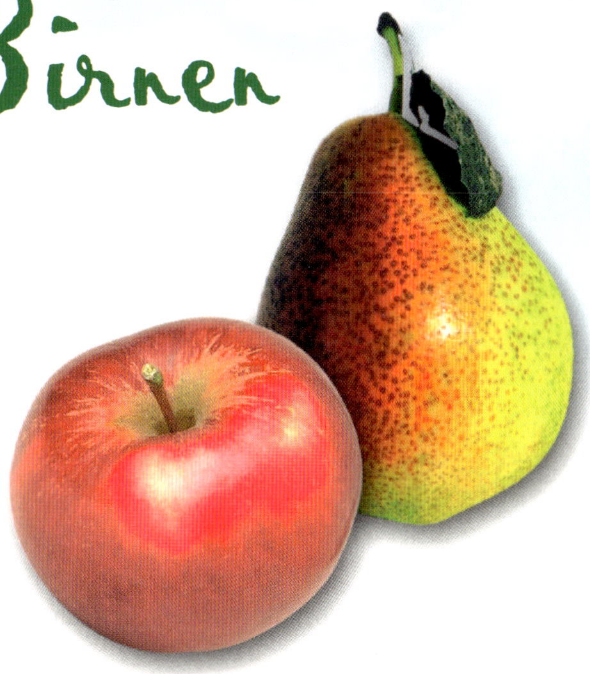

Material:

Für jeden TN einen einfachen Stoffbeutel, außerdem für die Hälfte der TN je einen Apfel, für die andere Hälfte je eine Birne.

Vorbereitung:

Die Äpfel und Birnen werden einzeln in die Stoffbeutel gelegt.

1. Gespräch und Unterhaltung

Anregungen zum Gespräch:

- Sie bekommen jetzt einen Stoffbeutel. Darin befindet sich etwas, das Sie erraten sollen. Bitte stecken Sie Ihre Hand in die Öffnung des Beutels und erfühlen Sie den Gegenstand. Bitte nicht herausholen! Was könnte das sein? *(Die TN versuchen den Apfel oder die Birne zu ertasten. Sobald die Obstsorten erraten sind, sollen die TN ihr Obststück aus dem Beutel nehmen und vor sich auf den Tisch legen.)*
- Was kann man mit Birnen alles machen? Kennen Sie ein besonders leckeres Rezept? *(Birnensaft, Birnenkompott, Birne Helene, Birnenschnaps … Birnen sind sehr vielseitig einsetzbar und schmecken als süße Speise und auch zu herzhaften Gerichten. Im norddeutschen Raum ist z. B. der Eintopf „Birnen, Bohnen und Speck“ besonders bekannt und beliebt.)*
- Wer von Ihnen kennt das „Kletzenbrot“ oder „Hutzelbrot“? (*Erzählen lassen. Falls bei den TN unbekannt, die Erläuterung geben: „Kletzen“ bezeichnet in Österreich meist getrocknete Birnen, in Schwaben sind das die „Hutzle“. In der Weihnachtszeit wird aus den getrockneten Birnen dieses traditionelle Brot hergestellt.)*
- Was gehört in einen Heringssalat: Äpfel oder Birnen? *(Äpfel)*
- Kennen Sie noch weitere Rezepte mit Äpfeln? *(Apfelkuchen, Bratapfel, Apfelstrudel, Apfelrotkohl …)*

Kleines Birnen-Quiz:

- Welche Birne leuchtet im Dunkeln? *(Glühbirne)*
- Welche Birne sitzt auf den Schultern? *(Kopf als „Birne“)*

Kleines Apfel-Quiz:

- Welchen Apfel hinterlässt das Ross? *(Pferdeapfel)*
- Welchen Apfel braucht man zum Sehen? *(Augapfel)*
- Welcher Apfel ist Anlass zum Streit? *(Zankapfel)*
- Welcher Apfel wächst im Kehlkopf? *(Adamsapfel)*
- Welcher Apfel ist eine Orange? *(Apfelsine = Apfel aus China)*
- Welcher Apfel wächst in der Erde? *(Erdapfel, Kartoffel)*
- In welchem Märchen spielt der Apfel eine wichtige Rolle? *(Schneewittchen)*
- Welchen Apfel erhielten europäische Kaiser bei ihrer Krönung als Symbol überreicht? *(Den Reichsapfel.)*

Bei TN mit ausgeprägter Demenz evtl. mehr Hilfestellung geben.

Herbstvergnügen, Andrea Friese © Vincentz Network GmbH & Co. KG, Hannover 2008, ISBN 978-3-86630-067-5

2. Gymnastik und Körperbewegung

Bewegungsgeschichte: Äpfel klauen

Die Fachkraft erzählt die folgende Geschichte; dabei vollziehen die TN die Bewegungen nach:

Unsere Nachbarn hatten einen Garten mit einem wunderschönen Apfelbaum, dessen reife Früchte uns als Kinder anlachten. Eines Nachmittags schauten wir uns vorsichtig um *(Kopf nach rechts und links drehen)*, ob uns auch ja niemand sehen konnte. Da die Luft rein war, kletterten wir rasch über den Gartenzaun *(Kletterbewegungen mit den Füßen)* und gingen über die Wiese zum Schuppen *(gehen)*. Von dort holten wir uns eine Leiter *(Tragegriff: Leiter schultern)* und schleppten diese zum Apfelbaum. Dort stellten wir sie fest an den Stamm. Vorsichtig stiegen wir die Leiter hinauf *(Kletterbewegungen)*. Oben angekommen, pflückten wir die schönsten Äpfel, die wir greifen konnten *(Pflückbewegungen nach oben rechts und oben links, mehrmals hintereinander)*. Wir steckten uns einige in die Tasche *(nach rechts und nach links zur Hüfte greifen)* und probierten natürlich auch an Ort und Stelle *(Kaubewegung)*. Plötzlich hörten wir ein Geräusch *(Griff an die Ohrmuschel)*. Vor Schreck ließen wir die gerade angebissenen Äpfel zur Erde fallen, kletterten eiligst die Leiter wieder hinunter *(schnelle Kletterbewegung)*, liefen über den Rasen *(laufen)* und bewegten uns schnellstens über den Zaun *(klettern)* wieder auf unser Grundstück. Von der anderen Gartenseite hörten wir unseren Nachbarn schimpfen; doch wir griffen in unsere Taschen, holten von unserem Apfelvorrat und ließen uns die Äpfel in aller Ruhe und sicherer Entfernung gut schmecken! *(Alle streichen sich genüsslich über den Bauch)*

Anregung für die Sinne:
Bereiten Sie Apfel- und Birnenstückchen zum Probieren vor!

3. Zum Vorlesen

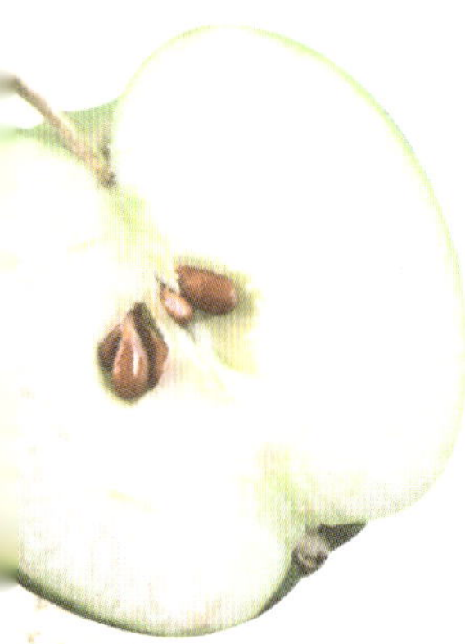

Bei einem Wirte wundermild

1. Bei einem Wirte wundermild,
Da war ich jüngst zu Gaste.
Ein goldner Apfel war sein Schild
An einem langen Aste.

2. Es war der gute Apfelbaum
Bei dem ich eingekehret;
Mit süßer Kost und frischem Schaum
Hat er mich wohl genähret.

3. Es kamen in sein grünes Haus
Viel leichtbeschwingte Gäste,
Sie sprangen frei und hielten Schmaus
Und sangen auf das Beste.

4. Ich fand ein Bett zu süßer Ruh'
Auf weichen grünen Matten:
Der Wirt, der deckte selbst mich zu
Mit seinem kühlen Schatten.

5. Nun frag' ich nach der Schuldigkeit:
Da schüttelt' er den Wipfel;
Gesegnet sei er allezeit
Von der Wurzel bis zum Gipfel.

(Ludwig Uhland, 1787 – 1862)

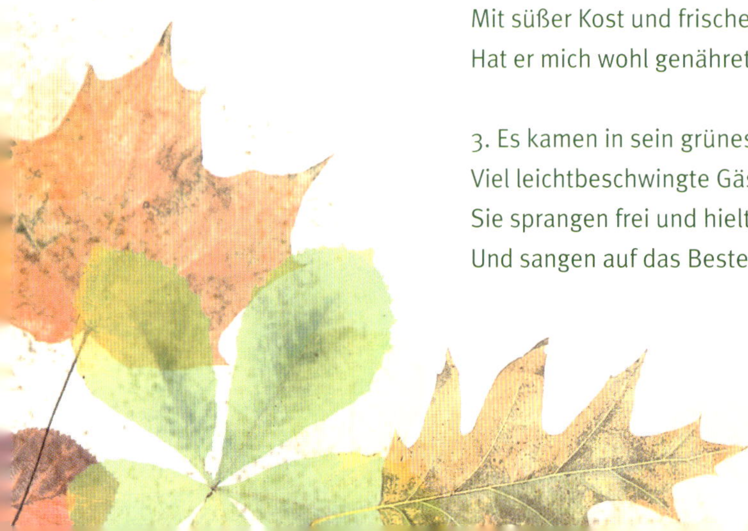

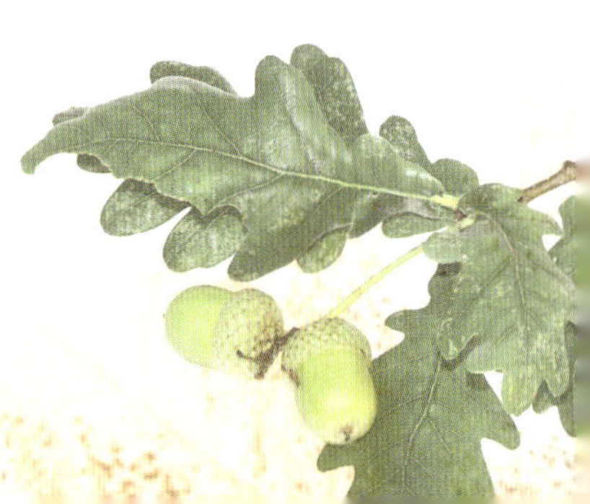

4. Lied zum Abschluss

Spannenlanger Hansel, nudeldicke Dirn'

1. Spannenlanger Hansel,
Nudeldicke Dirn',
Geh'n wir in den Garten,
Schütteln wir die Birn'.
Schüttle ich die großen,
Schüttelst du die klein' –
Wenn das Säcklein voll ist,
Geh'n wir wieder heim.

2. Lauf' doch nicht so narrisch,
Spannenlanger Hans.
Ich verlier' die Birnen
Und die Schuh' noch ganz.
Trägst ja nur die kleinen,
Nudeldicke Dirn' –
Und ich schlepp' den schweren Sack
Mit den großen Birn'.

(unbekannter Verfasser)

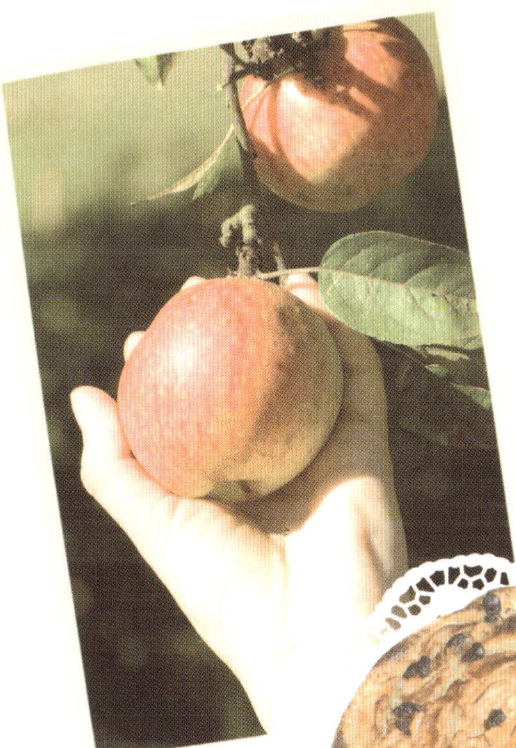

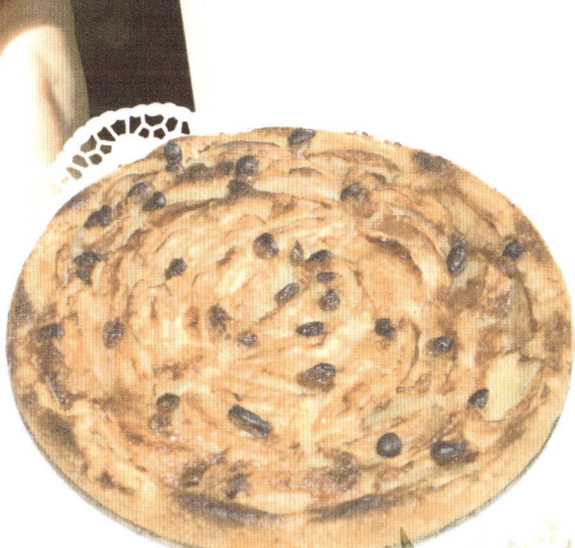

4. Kapitel

Vorräte für den Winter

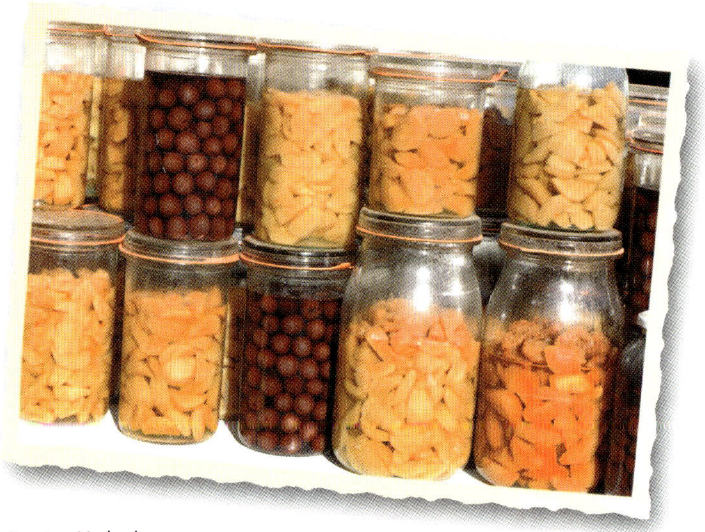

Material:
Gegenstände, die mit der Vorratshaltung zu tun haben (z. B. Küchenmesser, Sparschäler, Gemüsemesser, Gemüsebürste, Hobel, Reibe, Schneidebretter, Rührlöffel, Schaumlöffel, Schöpfkelle, evtl. einen Pürierstab, saubere Küchenhandtücher, einen Kochtopf und natürlich Einmachgläser, Gummiringe, Einweckklammern- oder Bügel usw.), evtl. auch einige frische oder konservierte Lebensmittel zum Vorzeigen (Eier, Speck, Obst, Gemüse, Marmelade, Saft, eingelegte Gurken usw. – was gerade zur Hand ist); für jeden TN einen großen Gummiring (für Einweckgläser).

Vorbereitung:
Die vorhandenen Gegenstände werden gut sichtbar in die Mitte des Tisches gelegt.

1. Gespräch und Unterhaltung

Anregungen zum Gespräch:

- Die Menschen auf dem Land haben immer selbst für den Winter vorgesorgt. Es wurde geschlachtet, so dass man eigenes Fleisch und die selbst hergestellte Wurst hatte. Wie konnte man noch für den Winter vorsorgen? *(Eier wurden eingelegt, Gemüse eingeweckt, Marmelade und Gelee eingekocht ... Hier kann man entsprechende Lebensmittel hoch halten und nach der passenden Konservierungsmethode fragen bzw. Gegenstände zeigen und nach Verwendungsmöglichkeiten fragen.)*
- Der Weißkohl wurde zu Sauerkraut verarbeitet. Wie wird das gemacht? *(Das gehobelte Weißkraut wird mit Salz bestreut, und zwar auf 10 kg Weißkraut kommt eine Handvoll Salz. Jede Lage ist ca. 20 – 30 cm hoch und wird festgestampft. Zwischen jede Lage kann man noch einige Wacholderbeeren, Pfefferkörner oder Apfelstücke geben. Früher wurde die Masse in einem großen Holzfass mit den Füßen festgetreten. Der Saft tritt dadurch aus und setzt sich oben ab. Zum Schluss wird ein Brett oben aufgelegt und mit Steinen beschwert. So kann der Gärungsprozess stattfinden.)*
- Warum war Sauerkraut früher im Winter eines der wichtigsten Lebensmittel? *(Im Winter gab es kein frisches Obst, und so lieferte Sauerkraut das lebenswichtige Vitamin C.)*
- Wo wurden die Kartoffeln und Äpfel gelagert? *(Kartoffeln müssen dunkel, kühl und trocken gelagert werden – und zwar am besten im Keller in einer speziellen Kartoffelkiste. Auch Äpfel müssen dunkel und kühl gelagert werden. Kartoffeln sollten jedoch nicht zusammen mit Äpfeln aufbewahrt werden, da die Kartoffeln sonst schrumpeln!)*
- Erst seit den 50er Jahren des letzten Jahrhunderts erleichtern Kühlschrank und Gefriertruhe die Vorratshaltung der Hausfrau erheblich. Wo wurden die leicht verderblichen Lebensmittel früher gekühlt? *(Jeder Ort besaß einen Eiskeller oder ein Gemeinschaftskühlhaus, in dem jede Familie ihre Vorräte in einem abzuschließenden Kühlfach aufbewahren konnte.)*
- Wer erinnert sich noch an den ersten Kühlschrank, an die erste Gefriertruhe? *(Erzählen lassen.)*

Herbstvergnügen, Andrea Friese © Vincentz Network GmbH & Co. KG, Hannover 2008, ISBN 978-3-86630-067-5

Ergänzen Sie:

- Heute habe ich etwas für Sie auf ... *(Lager)!*
- Das macht den Kohl auch nicht ... *(fett)!*
- Hier sieht es aus wie Kraut und ... *(Rüben)*.
- Spare in der Zeit, dann hast du in der Not ein ... *(Brot)*.
- Fleiß bringt Brot, Faulheit bringt ... *(Not)*.
- Jetzt geht es um die ... *(Wurst)!*
- Müllers Henn und Witwers Magd hat selten Hungersnot ... *(geklagt)*.
- Wer im Sommer nicht arbeitet, muss im Winter ... *(hungern)*.
- In den Fasten leeren die Bauern Keller und ... *(Kasten)*.

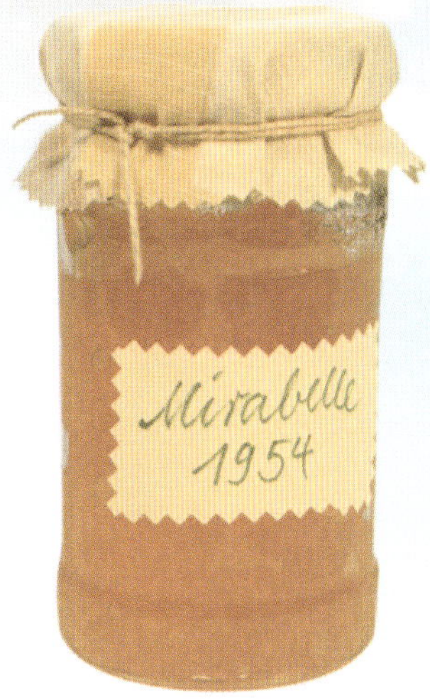

2. Gymnastik und Körperbewegung

Jeder TN bekommt einen Gummiring, wie er für Einweckgläser benutzt wird.

Bewegungsübungen mit dem Gummiring

- Den Gummiring mit beiden Händen so weit wie möglich auseinanderziehen *(wie einen Expander)*.
- Den Gummiring um jeden einzelnen Finger flechten *(zuerst die Finger der rechten, dann der linken Hand)*.
- Den Gummiring mit dem Zeigefinger herumwirbeln.
- Den Gummiring zwischen den beiden Handflächen reiben.
- Den Gummiring über das linke Handgelenk streifen, mit der rechten Hand parallel zum Arm in den Ring hineinschlüpfen. Die Handgelenke mit dem Gummi umeinanderdrehen: vom Körper weg und zum Körper hin.

Anregung für die Sinne:

Bringen Sie verschiedene Gewürze mit! Lassen Sie die TN schauen und riechen. Gemeinsam wird überlegt: Welches Gewürz wird im Sauerkraut verarbeitet? (Wacholderbeeren.) Weitere Beispiele: Rotkohl – Lorbeerblatt, eingelegte Gurken – Pfeffer usw.

3. Zum Vorlesen

Ein Zeitungsinserat

Die verehrlichen Jungen, welche heuer
meine Äpfel und Birnen zu stehlen gedenken,
ersuche ich höflichst, bei diesem Vergnügen
womöglich insoweit sich zu beschränken,
dass sie daneben auf den Beeten
mir die Wurzeln und Erbsen nicht zertreten.

(Theodor Storm, 1817 – 1888)

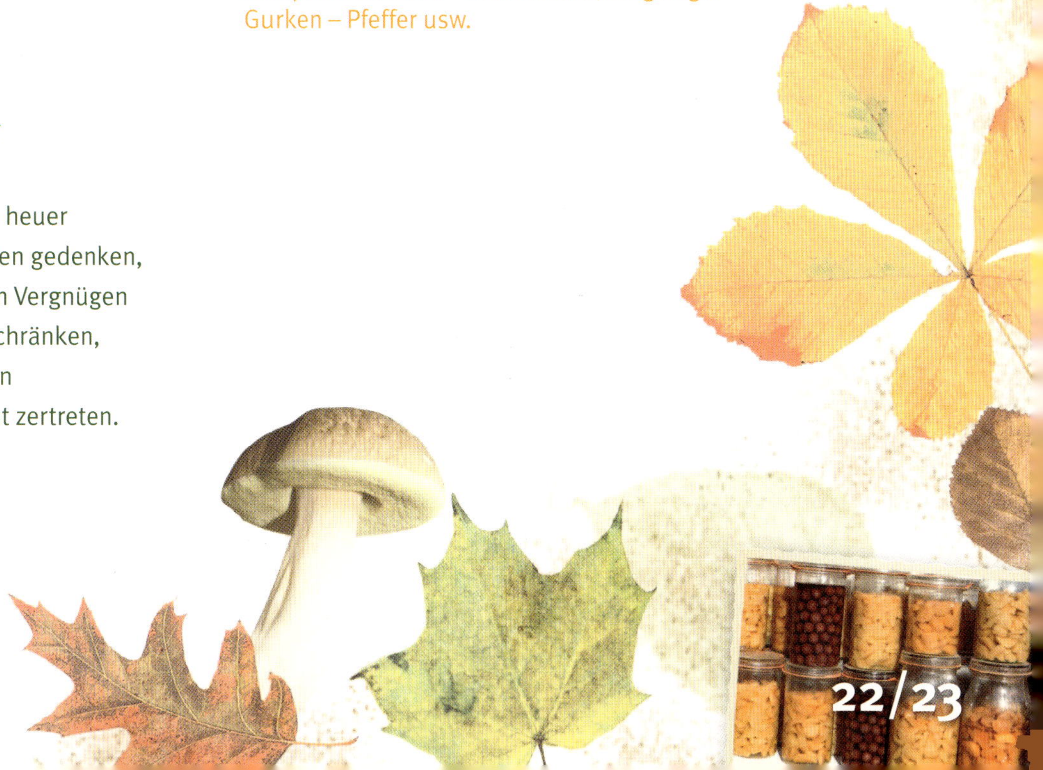

4. Lied zum Abschluss

Ich bin das ganze Jahr vergnügt

1. Ich bin das ganze Jahr vergnügt,
im Frühling wird das Feld gepflügt.
Dann steigt die Lerche hoch empor
|: und singt ihr frohes Lied mir vor. :|

2. Und kommt die liebe Sommerzeit,
wie hoch ist da mein Herz erfreut,
wenn ich vor meinem Acker steh
|: und soviel tausend Ähren seh. :|

3. Rückt endlich Erntezeit heran,
dann muß die blanke Sense dran:
Dann zieh ich in das Feld hinaus
|: und schneid und fahr die Frucht nach Haus. :|

4. Im Herbst schau ich die Bäume an,
seh Äpfel, Birnen, Pflaumen dran.
Und sind sie reif, so schüttl' ich sie.
|: So lohnet Gott des Menschen Müh! :|

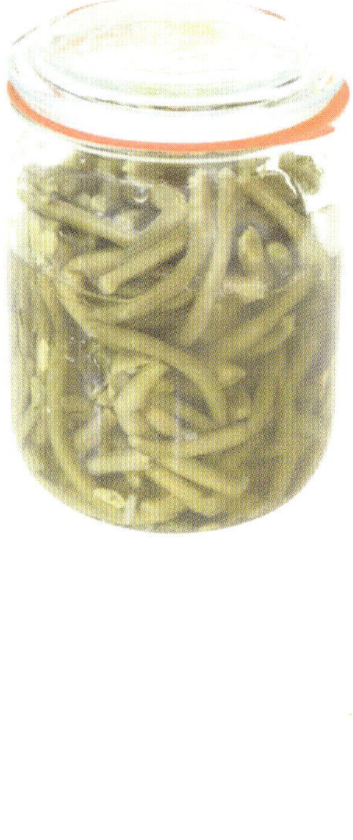

5. Und kommt die kalte Winterzeit,
dann ist mein Häuschen überschneit,
das ganze Feld ist kreideweiß
|: und auf der Wiese nichts als Eis. :|

6. So geht's jahraus, jahrein mit mir,
ich danke meinem Gott dafür
und habe immer frohen Mut
|: und denke: Gott macht alles gut. :|

(Volkslied)

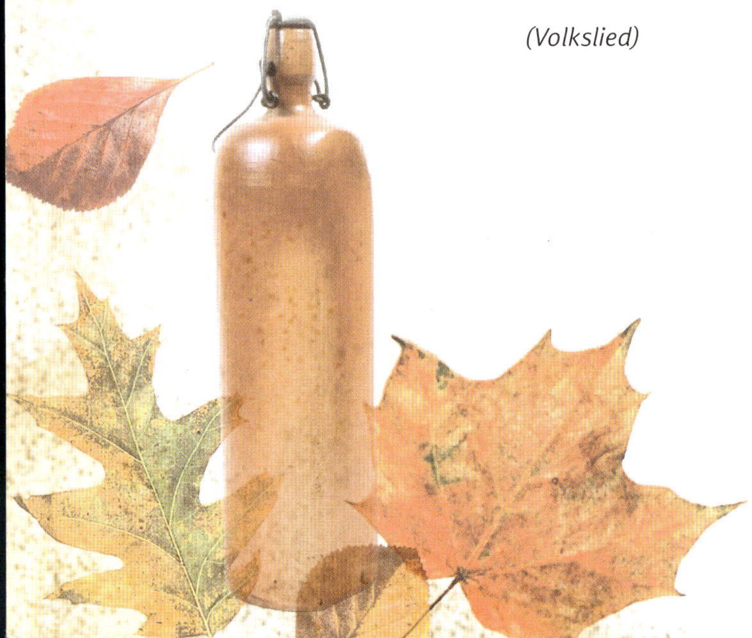

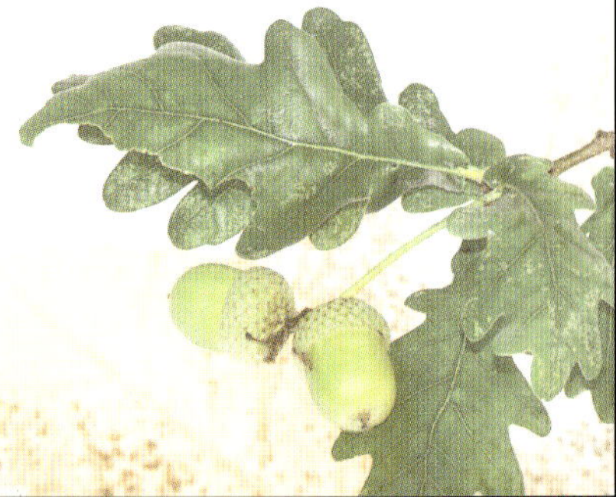

5. Kapitel

Verschlüsse

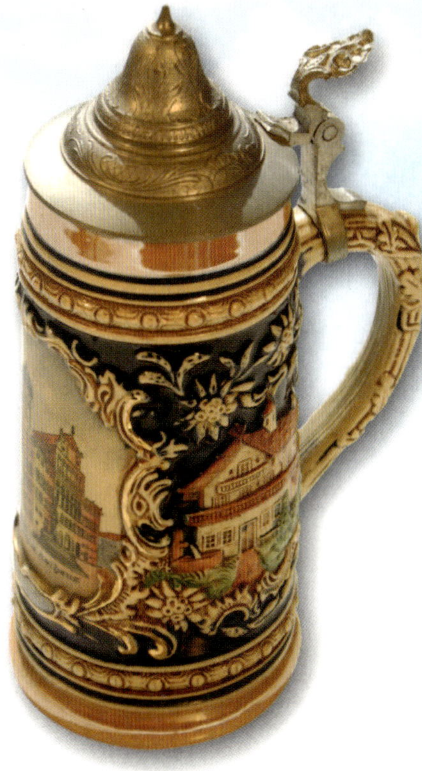

Material:

Verschiedene Verschlüsse, die gerade zur Hand sind: Kronkorken, Schraubverschlüsse, Korken, Twist-Off-Deckel, Verschluss-Clipse, Gummiringe, Stöpsel, Sprühdosenverschluss, Deckel mit Bügelverschluss, Reißverschluss, Topfdeckel, Deckel vom Zuckerstreuer, Stöpsel vom Spülbecken, Verschlussclipse für Gefrierbeutel ... Eventuell die passenden Behälter dazu (Bierflasche, Weinflasche, Marmeladenglas, Flakon, Tiefkühlbeutel, Topf ...).

Vorbereitung:

Die vorhandenen Verschlüsse auf den Tisch legen.

1. Gespräch und Unterhaltung

Anregungen zum Gespräch:

- Womit haben Sie früher Ihre Vorratsbehälter verschlossen? *(Erzählen lassen.)*
- Welche Verschlüsse gab es vor dem 2. Weltkrieg noch nicht in Europa? *(Twist-Off-Verschlüsse – erst seit Ende der 60er Jahre –, Tupperware, den Klettverschluss ...)*
- Auf dem Tisch liegen viele verschiedene Verschlüsse. Was kann man damit verschließen? *(Die Fachkraft zeigt nach und nach die einzelnen Behälter hoch. Die TN wählen den jeweils passenden Verschluss aus: Bierflasche – ..., Weinflasche – ...)*
- Kennen Sie weitere zusammengesetzte Wörter mit „Deckel“? *(Topfdeckel, Buchdeckel, Klavierdeckel, Kofferdeckel ...)*
- Was hat alles eine Klappe? *(Ofen, Briefkasten, Orgel, Ventil, Herz ...)*

Ergänzen Sie:

- Auf jeden Topf passt ein ... *(Deckel)*.
- Da habe ich eins auf den Deckel ... *(bekommen)!*
- Der Sache müssen wir einen Riegel ... *(vorschieben)*.
- Der Einbrecher sitzt hinter Schloss und ... *(Riegel)*.
- Ich habe dich in mein Herz ge... *(schlossen)*.
- Die beiden möchten den Bund fürs Leben ... *(schließen)*.
- Das müssen wir unter Verschluss ... *(halten)!*
- Große Klappe, nichts ... *(dahinter)!*
- Manchmal muss man ein Loch mit dem anderen ... *(stopfen)*.

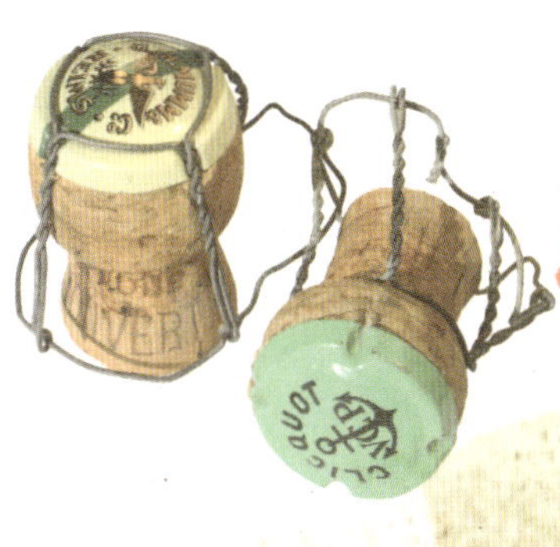

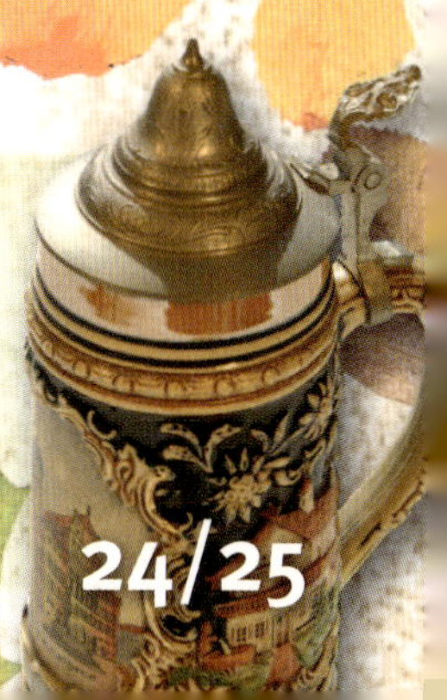

2. Gymnastik und Körperbewegung

Bewegungsgeschichte: Wir bereiten eine Feier vor

Heute erwarten wir Gäste, und da müssen wir noch jede Menge Vorbereitungen treffen.
Wir haben eine leckere Gulaschsuppe gekocht. Mal sehen, ob sie schon gar ist! Dazu heben wir den Topfdeckel an, rühren um und setzen den Deckel wieder auf *(„Deckel“ heben, Rührbewegungen, „Deckel“ aufsetzen)*. Wir öffnen die Rotweinflasche, damit der Wein bei Zimmertemperatur atmen kann: Der Flaschenöffner wird in den Korken eingedreht *(Drehbewegungen)*, dann ziehen wir den Korken heraus *(mit beiden Händen und Armen angewinkelte Hebelbewegungen)*. Wir öffnen eine Saftflasche *(linke Hand hält die Flasche fest, mit der rechten Schraubbewegungen machen)*. Jetzt wird noch einmal durchgelüftet: Wir öffnen das Fenster *(mit beiden Armen weit ausholen, um die Fensterflügel zu öffnen)*. Nun ziehen wir unser schönstes Kleid an, um für die Gäste gut auszusehen. Können wir den Reißverschluss am Rücken selbst zumachen? *(Mit beiden Armen hinter den Nacken fassen.)* Die Hände sind von der Hausarbeit ganz schön rau geworden und könnten etwas Handcreme gut gebrauchen. Wir schrauben die Cremetube auf, cremen die Hände ein und schrauben die Tube wieder zu *(Schraubbewegungen, Hände aneinanderreiben, Schraubbewegungen)*. Inzwischen ist die Wohnung gut durchgelüftet, das Fenster kann wieder geschlossen werden *(beide Arme strecken und nach vorne ziehen, um die Fensterflügel zu schließen)*. Nun können die Gäste kommen!

3. Zum Vorlesen

Trinklied

Den Stöpsel weg! und schenket ein!
Schenkt ein, daß unser Herz erglühe,
und wie die Blum' am Sonnenschein,
so an der Glut des Weins erblühe!

Den Stöpsel weg! Dann wird es klar:
Was sich in einem Nu gefunden,
das ist sogleich für jedes Jahr,
ja für die Ewigkeit verbunden.

So recht! Jetzt werft den Stöpsel fort!
Ei der verfluchte Kerkermeister,
der wollt' uns zwingherrn Wein und Wort,
und trennen alle guten Geister!

Der Stöpsel war Philisterei,
die uns nichts Gutes wollte gönnen –
Die Flasch' und unser Herz ist frei,
und wir, wir zeigen, was wir können.

(August Heinrich Hoffmann von Fallersleben, 1798 – 1874)

Anregung für die Sinne:
Jeder TN hat viele Kronkorken oder Schraubverschlüsse von Wasserflaschen vor sich auf dem Tisch liegen. Welche Formen oder Figuren kann man damit legen? (Kreis, Haus, Vierecke ...)

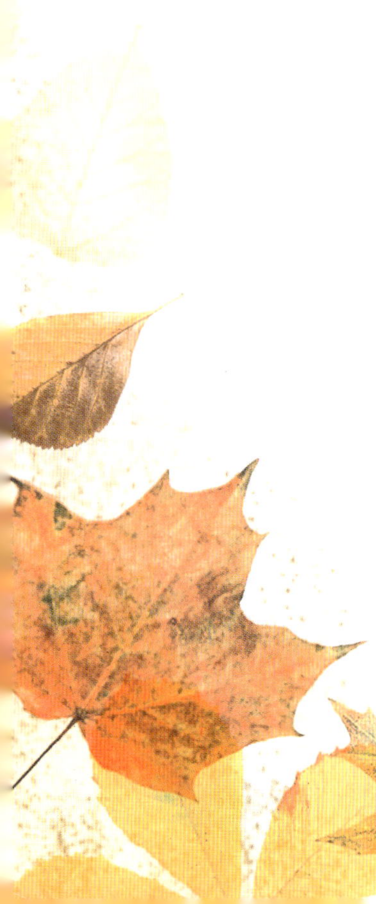

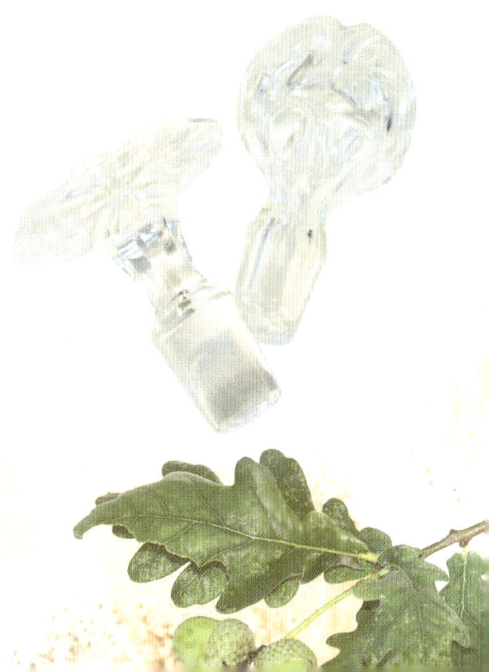

4. Lied zum Abschluss

Ein Loch ist im Eimer

Ein Loch ist im Eimer, oh Henry, oh Henry,
ein Loch ist im Eimer, oh Henry, ein Loch.

Dann stopf es, dumme Liese, dumme Liese,
dann stopf es, dumme Liese, das Loch stopfe zu!

Womit soll ich's stopfen, oh Henry, oh Henry,
womit soll ich's stopfen, oh Henry, womit?

Mit Stroh, du dumme Liese, dumme Liese,
mit Stroh, du dumme Liese, mit Stroh stopf es zu!

Wenn das Stroh aber zu lang ist, oh Henry, oh Henry,
wenn das Stroh aber zu lang ist, oh Henry, was dann?

Schneid's ab, du dumme Liese, dumme Liese,
schneid's ab, du dumme Liese, das Stroh schneide ab!

Womit soll ich's schneiden, oh Henry, oh Henry,
womit soll ich's schneiden, oh Henry, womit?

Mit der Schere, dumme Liese, dumme Liese,
mit der Schere, dumme Liese, mit der Schere scheid's ab!

Wenn die Schere aber stumpf ist, oh Henry, oh Henry,
wenn die Schere aber stumpf ist, oh Henry, was dann?

Mach sie scharf, du dumme Liese, dumme Liese,
mach sie scharf, du dumme Liese, die Schere mach scharf!

Womit soll ich sie denn schärfen, oh Henry, oh Henry,
womit soll ich sie denn schärfen, oh Henry, womit?

Mit dem Schleifstein, du dumme Liese, dumme Liese,
mit dem Schleifstein, dumme Liese, mit dem Schleifstein mach sie scharf!

Wenn der Stein aber zu trocken ist, oh Henry, oh Henry,
wenn der Stein aber zu trocken ist, oh Henry, was dann?

Mach ihn nass, du dumme Liese, dumme Liese,
mach ihn nass, du dumme Liese, den Stein mache nass!

Womit soll ich ihn denn nass machen, oh Henry, oh Henry,
womit soll ich ihn nass machen, oh Henry, womit?

Mit Wasser, du dumme Liese, dumme Liese,
mit Wasser, du dumme Liese, mit Wasser mach ihn nass!

Womit soll ich denn Wasser holen, oh Henry, oh Henry,
womit soll ich Wasser holen, oh Henry, womit?

Mit dem Eimer, du dumme Liese, dumme Liese,
mit dem Eimer, du dumme Liese, mit dem Eimer hol Wasser!

Aber – aber Henry ...
Ein Loch ist im Eimer, oh Henry, oh Henry,
ein Loch ist im Eimer, oh Henry, ein Loch!

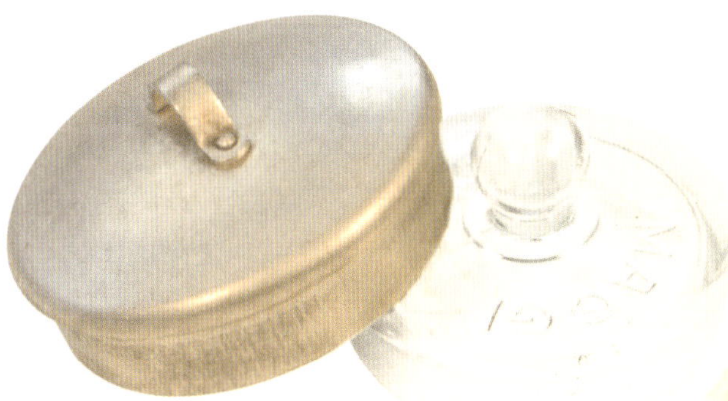

6. Kapitel

Die Schürze

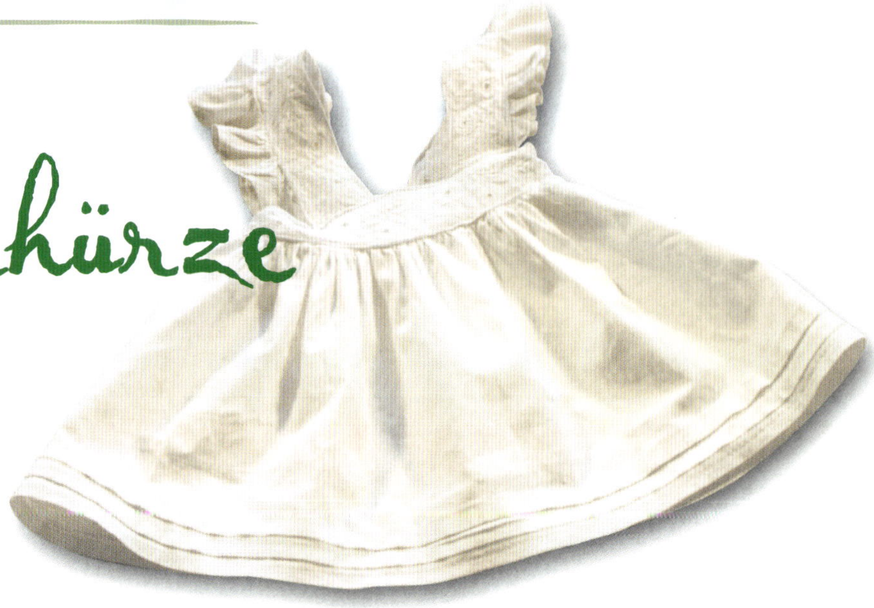

Material:
Wenn möglich, für jeden TN eine Schürze bereithalten; falls vorhanden, kann man verschiedene Schürzen zeigen: Kinderschürze, Cocktailschürze aus den 50er Jahren, Kittelschürze, Halbschürze, Kochschürze, Trachtenschürze ... Es eignen sich auch Fotos, auf denen verschiedene Schürzen abgebildet sind.

Vorbereitung:
Die vorhandenen Schürzen bereitlegen.

1. Gespräch und Unterhaltung

Zum Thema:
Im 16. Jahrhundert trugen sowohl Männer als auch Frauen die Schürze zur Arbeit. Um 1800 dann wurde die Schürze zum modischen Kleidungsstück: Die Lätzchen wurden mit Rüschen versehen. Ein Jahrhundert später symbolisierte das Tragen einer Schürze Weiblichkeit, Sparsamkeit und die untergeordnete Stellung gegenüber dem Mann. Um 1930 trugen nicht nur Mädchen, sondern auch Jungen eine Schürze – viele Fotos aus der damaligen Zeit belegen dies. In der Wirtschaftswunderzeit wurden die Haushalte immer moderner und die Kleidung preiswerter, so dass – besonders in gesellschaftlich höheren Schichten – die Schürze nach getaner Arbeit schnell ausgezogen wurde. Heute gibt es Schürzen in allen Farben und Variationen, sowohl für bestimmte Berufsgruppen als auch für den Haushalt und den Freizeitbereich.

Anregungen zum Gespräch:

- Haben Sie als Kind noch eine Schürze als Alltagskleidung getragen? *(Evtl. Foto dazu herumreichen.)*
- Zu welchen Anlässen haben Sie in Ihrem Leben eine Schürze getragen? *(Als Kind beim Spielen, im Haushalt, bei der Gartenarbeit, beim Kochen, beim Grillen, zum Dirndl ...)*
- Stimmt es, dass die auf der linken Seite gebundene Schleife bedeutet, dass die Trägerin noch nicht verheiratet und damit noch zu haben ist? *(Ja, in bestimmten süddeutschen Regionen bedeutet die links gebundene Schleife „noch zu haben“, die rechts gebundene zeigt an „verlobt“ oder „verheiratet“.)*
- Wissen Sie, woher der Begriff „Schürzenjäger“ stammt? *(„Schürzenjäger“ heißt soviel wie „Herzensbrecher“. Das Wort taucht ungefähr um das Jahr 1900 im Sprachgebrauch auf: damit wurde ein Mann bezeichnet, der den schürzentragenden Dienstmädchen nachstellte.)*
- Zu welchen Berufen gehört heute noch das Tragen einer Schürze? *(Koch, Bäcker, Kellner, Metzger, Röntgenassistent, Hufschmied ...)*

Herbstvergnügen, Andrea Friese © Vincentz Network GmbH & Co. KG, Hannover 2008, ISBN 978-3-86630-067-5

Ergänzen Sie folgende Reime:

- Er schützt vor Farbe und Lösungsmittel den Maler: das ist der ... *(Kittel).*
- Tomaten, Zwiebel und Gewürze – der Koch benutzt die weiße ... *(Schürze).*
- Zu Gärtners Freude die Blumen blüh'n, seine Schürze, die ist ... *(grün).*
- Der Hufschmied – das weiß wohl jeder – braucht eine Schürze aus braunem ... *(Leder).*
- In Bayern schmückt des Dirndls Tracht eine Schürze – welche ... *(Pracht)!*
- Und Hänschen, unser kleiner Spatz, isst den Spinat nur noch mit ... *(Latz)!*

2. Gymnastik und Körperbewegung

Es wäre schön, wenn für jeden der TN zu den folgenden Bewegungsübungen eine eigene Schürze vorhanden wäre. Zur Not kann auch ein Küchenhandtuch benutzt werden.

Was kann man mit einer Schürze alles machen?

- Anziehen: Um die Hüfte schwingen, die Träger über die Schulter legen – erst rechts, dann links, dann diese am Taillenband festmachen. *(Entsprechende Bewegungen machen.)*
- Glatt streichen: Jetzt kann es losgehen mit dem Tagewerk! *(Mit beiden Händen glatt streichen.)*
- Die Wäscheklammern in der Schürzentasche verwahren und beim Wäscheaufhängen einzeln herausholen. *(Handbewegungen nach oben wie beim Wäscheaufhängen.)*
- Sich beim Zwiebeln schneiden die Tränen mit einem Zipfel wegwischen. *(Sich mit dem Tuch über die Augen wischen.)*
- Sich die nassen Hände abtrocknen. *(Sich mit dem Tuch die Hände abtrocknen.)*
- Sich mit einem Zipfel den Schweiß von der Stirn wischen. *(Über die Stirn wischen.)*
- Mit ihr im Hühnerstall die Eier einsammeln. *(Tuch mit der linken Hand hochhalten, mit der rechten Hand nach vorne und seitwärts greifen und „Eier" in die Schürze legen.)*
- Durch Wedeln mit dem Tuch das Feuer im Ofen anfachen. *(Mit dem Tuch wedeln.)*
- Mit beiden Schürzenzipfeln einen heißen Topf an den Henkeln anfassen und auf den Tisch stellen. *(Imaginären Topf auf den Tisch stellen.)*
- Einen Lutscher (oder ein Bonbon) für das Enkelkind aus der Schürzentasche zaubern! *(Die Fachkraft holt für jeden TN etwas Süßes aus ihrer Schürzentasche und verteilt es.)*

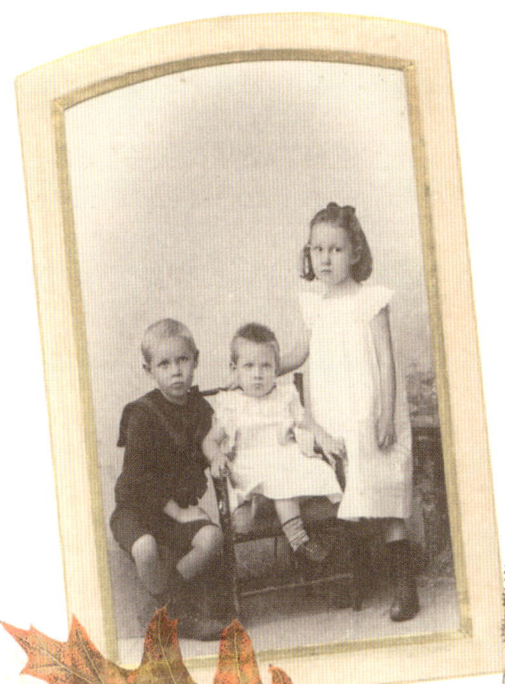

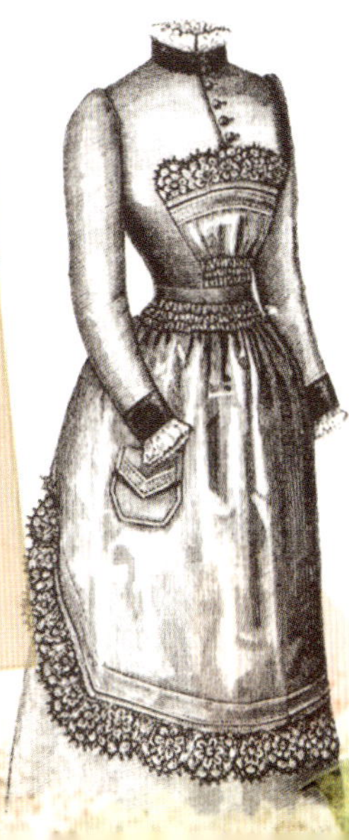

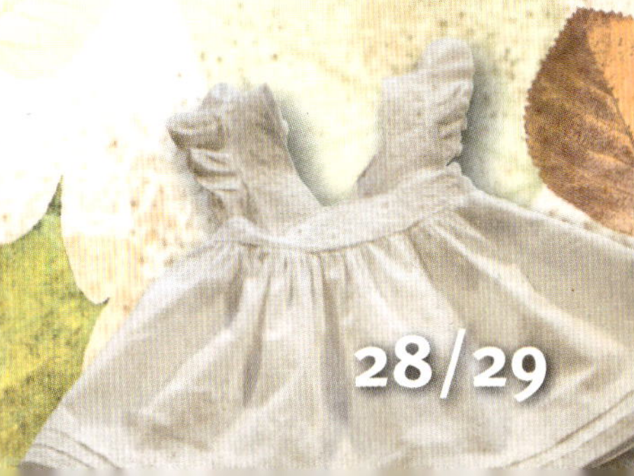

3. Zum Vorlesen

Tanz mit mir

Tanz mit mir, tanz mit mir,
hab 'ne weiße Schürze für.
Lass nicht ab, lass nicht ab,
weil ich Tanzen gerne hab.

Tanz mit mir, tanz mit mir,
hab 'ne weiße Schürze für.
Mit mir auch, mit mir auch,
meine Schürze blinkert auch.

(mündlich überliefert)

Anregung für die Sinne:

Zeigen Sie Bilder verschiedener Berufsgruppen. Überlegen Sie gemeinsam: Welche besonderen Arten von Schürzen sind jeweils notwendig?

Beispiele:

Schmied, Glaser = Lederschürze
Röntgenassistent = Bleischürze
Gärtner = grüne Baumwollschürze
Kellnerin = weiße Servierschürze
Metzger = weiße Plastikschürze
Wirt = braune Lederhalbschürze

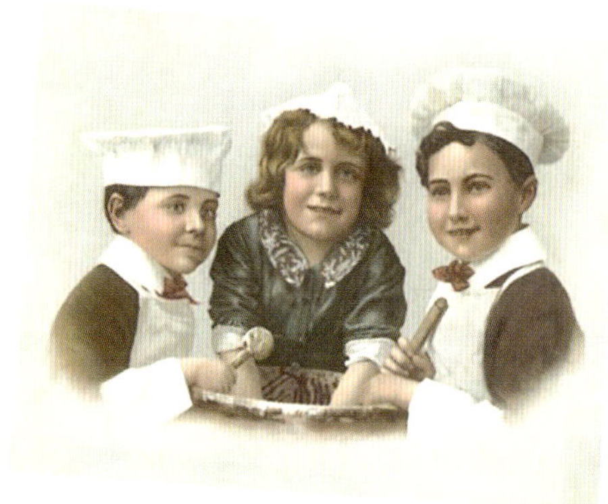

4. Lied zum Abschluss

Heißa, Kathreinerle

1. Heißa, Kathreinerle,
Schnür dir die Schuh,
Schürz dir dein Röckele,
Gönn dir kein Ruh.
Di-dl, du-dl, da-dl,
Schrum, schrum, schrum,
Geht schon der Hopser rum,
Heißa Kathreinerle,
Frisch immer zu!

2. Dreh wie ein Rädele
Flink dich im Tanz!
Fliegen die Zöpfele,
Wirbelt der Kranz.
Di-dl, du-dl, da-dl,
Schrum, schrum, schrum,
Lustig im Kreis herum
Dreh dich, mein Mädel,
Im festlichen Glanz.

3. Heute heißt's lustig sein,
Morgen ist's aus.
Sinket der Lichter Schein,
Geh'n wir nach Haus.
Di-dl, du-dl, da-dl,
Schrum, schrum, schrum,
Morgen mit viel Gebrumm
Fegt die Frau Wirtin
Den Tanzboden aus.

(Deutsches Volkslied aus dem Elsass)

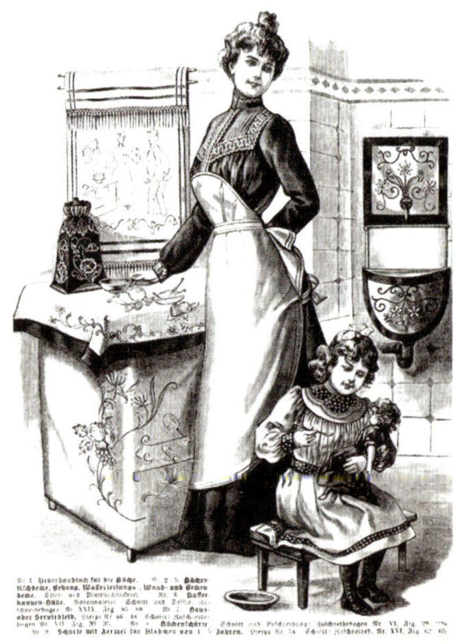

7. Kapitel

Küchenlieder

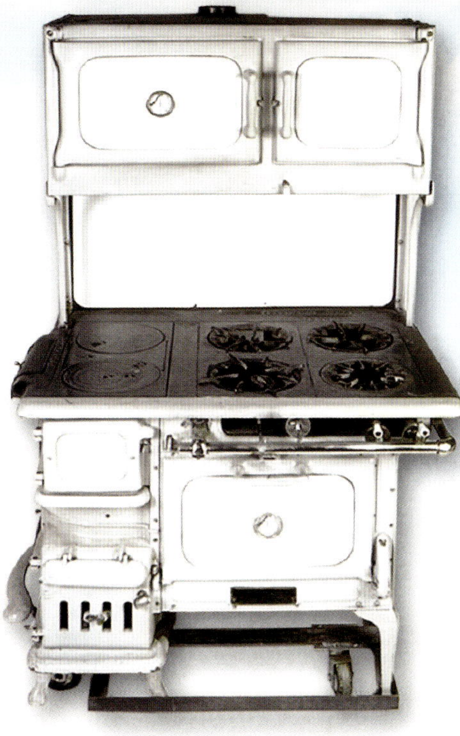

Material:
Für jeden TN ein Küchentuch, eine Schürze für die Fachkraft, evtl. eine Zwiebel und ein Messer.

Vorbereitung:
Die Materialien bereitlegen.

1. Gespräch und Unterhaltung

Die Fachkraft bindet sich die Schürze um, verteilt die Küchentücher an die TN und summt oder singt dabei ein Küchenlied (z. B. „Mariechen saß weinend im Garten“).
Anschließend fängt sie an, die Zwiebel zu schneiden.

Anregungen zum Gespräch:

- Wissen Sie, welche Art von Lied wir gerade gesungen haben?
  Denken Sie daran, dass wir hier in einer Küche zusammensitzen und das Mittagessen vorbereiten!
  (Die TN sollen den Begriff „Küchenlieder“ erraten; wenn dies nicht gelingt, wird er vorgegeben.)
- „Küchenlieder“ wurden früher vom Haus- und Küchenpersonal während der Arbeit gesungen. Sie handeln von Herz und Schmerz, von enttäuschter und erfüllter Liebe, von armen Mädchen und bösen Buben. Welche Küchenlieder kennen Sie? Eine kleine Hilfestellung: Die Hauptpersonen sind oft Mädchen wie „Mariechen“ ... *(saß weinend im Garten)*, „Sabinchen“ ... *(war ein Frauenzimmer)*, „Hulda“ *(Der Mord an der Hulda)* und die „Köhler... *(liesel)*“. *(Die Küchenlieder können jeweils angesungen werden, soweit die TN die Strophen kennen.)*
- Wer hat Ihnen diese alten Lieder beigebracht? *(Erzählen lassen.)*
- Diese alten Lieder hört man auch heute noch bei Drehorgelspielern.
  Wer sitzt meistens auf dem Leierkasten? *(Eine Affenfigur.)*

Ergänzen Sie:

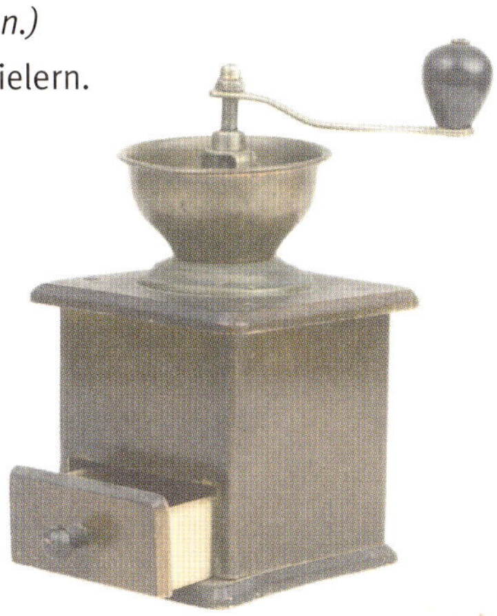

- Die beleidigte Leber... *(wurst)*.
- Friede, Freude, Eier... *(kuchen)!*
- Das Haar in der ... *(Suppe)*.
- Geh dorthin, wo der Pfeffer ... *(wächst)!*
- Rede nicht um den heißen ... *(Brei)!*
- Ich glaube, ich rieche den ... *(Braten)*.
- Es wird nichts so heiß gegessen ... *(wie es gekocht wird)*.

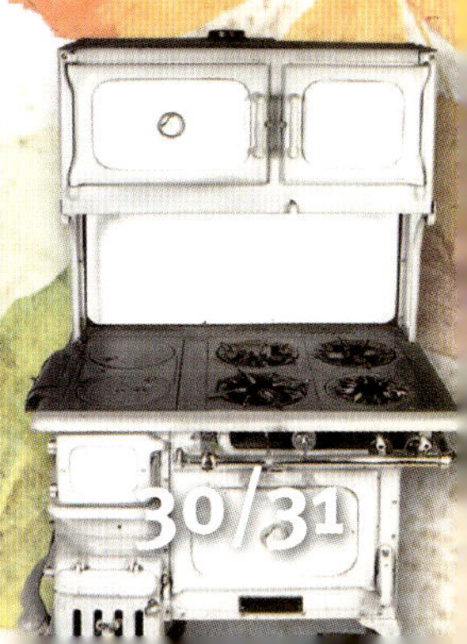

  ISBN 978-3-86630-067-5

2. Gymnastik und Körperbewegung

Bewegungsübungen mit dem Küchentuch

- Wir prüfen, ob der Rand dieses Küchentuches einwandfrei genäht ist *(den Rand einmal rundherum durch die Finger gleiten lassen)*.
- Nun halten wir das Tuch mit beiden Händen an den Zipfeln der breiten Seite und raffen es zusammen, bis beide Hände in der Mitte aufeinanderstoßen. Wir lassen den Stoff wieder auseinandergleiten. Diese Übung zweimal durchführen.
- Wir halten das Tuch wieder mit beiden Händen an den Zipfeln der breiten Seite, legen es auf den Schoß und rollen es auf, bis wir eine lange „Wurst“ gerollt haben.
- Diese „Wurst“ fassen wir an den Enden an und rotieren aus den Handgelenken einige Male vom Körper weg und zum Körper hin.
- Wir ziehen die „Wurst“ straff, führen beide Arme über den Kopf und senken wieder ab. Diese Übung zwei- bis dreimal durchführen.
- Das linke Ende der „Wurst“ halten wir auf dem Schoß, die rechte Hand führt Drehbewegungen aus *(wie beim Kaffee mahlen)*. Danach die Richtung wechseln und die Übung seitenverkehrt durchführen!
- Zum Schluss wird das Küchentuch wieder ausgebreitet, glattgestrichen und so gefaltet, dass man es in den Aktivierungsschrank räumen kann.

Anregung für die Sinne:

Summen Sie die Melodien bekannter Küchenlieder und lassen Sie erraten, um welches Lied es sich handelt, z. B.

- In einem Polenstädtchen
- Unter den Erlen stand eine Mühle
- Schön ist die Jugend
- Der treue Husar
- Mariechen saß weinend im Garten

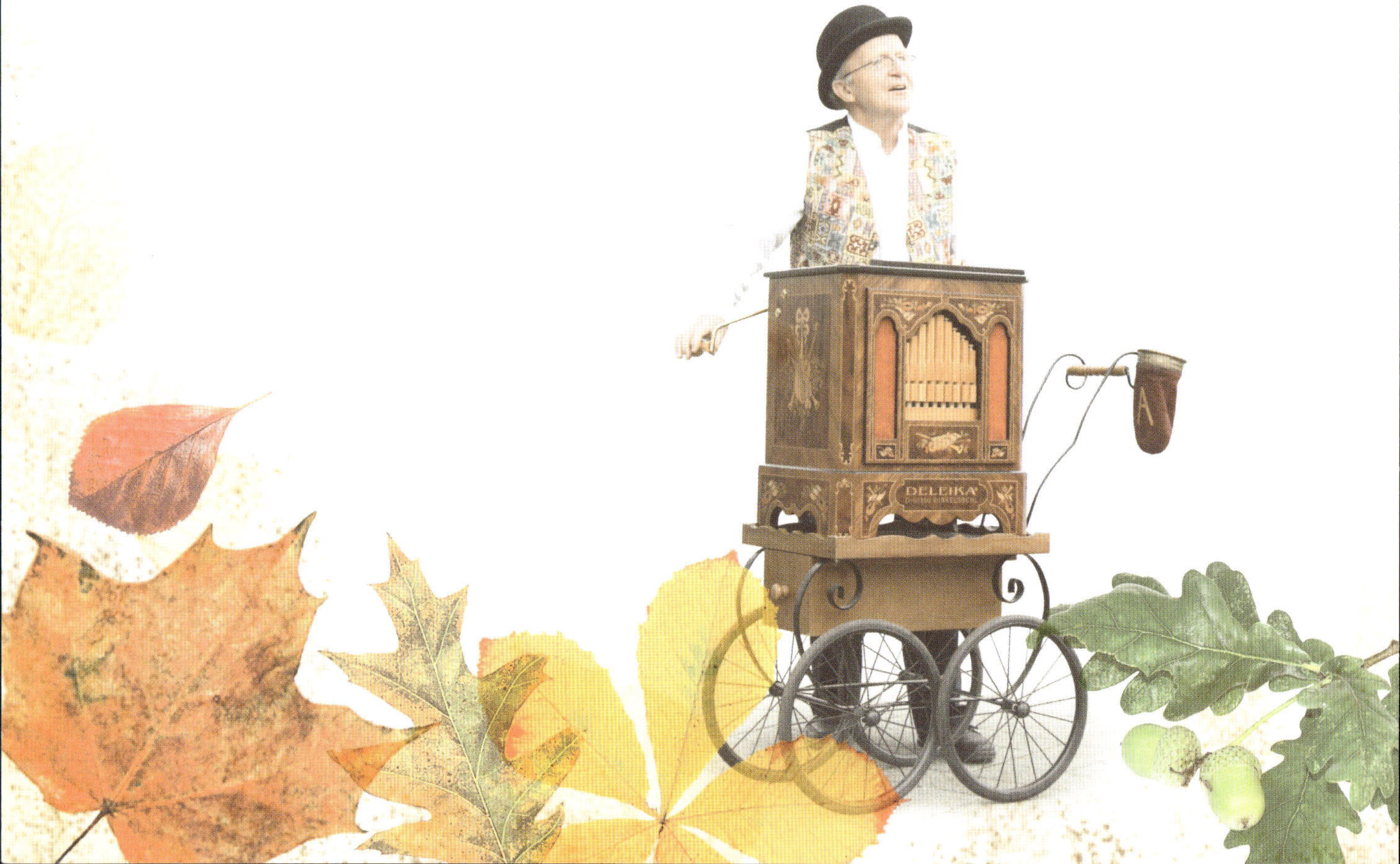

3. Zum Vorlesen

Unter Erlen stand 'ne Mühle

Unter Erlen stand eine Mühle,
Und im Tal das Wasser rauscht,
|: Und in stiller Mondnacht Kühle
Steht ein Müllerbursch und lauscht. :|

Leise öffnet sich ein Fenster,
Dann ein zarter Händedruck,
|: Schüchtern gab das Müllerliesel
Ihrem Liebsten einen Kuss. :|

Einen Abschied sollst du haben,
Ob es dir recht ist oder nicht,
|: Denn ich darf dich nicht mehr lieben,
Lebe wohl, vergiß mein nicht. :|

Meine Mutter will's nicht haben,
Und mein Vater nicht viel mehr,
|: Darum müssen wir jetzt scheiden,
Ach, der Abschied fällt so schwer. :|

Durch den Garten huscht ein Schatten,
Hinterher der Müllerbursch:
|: In des Mühlbachs tiefstem Grunde
Fanden beide ihre Ruh. :|

Und da unten in der Mühle
Weint man um verlornes Glück.
|: Hilft kein Weinen, hilft kein Klagen,
Keines kehret mehr zurück. :|

Drum ihr Eltern, lasst euch raten:
Störet nie der Kinder Glück,
|: Denkt an eure Jugendtage,
Denkt an euch, an euch zurück. :|

(Deutsches Volkslied)

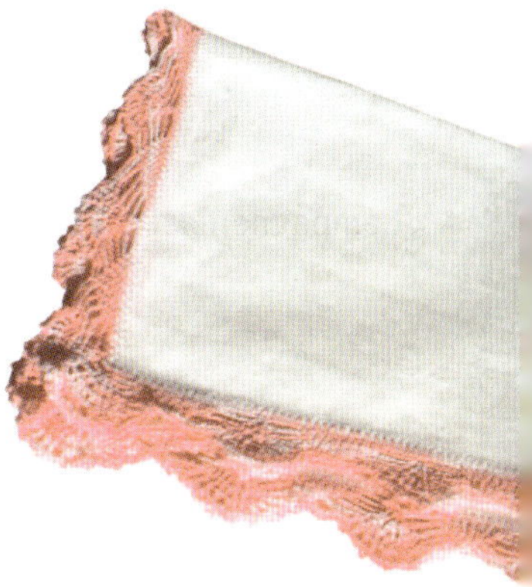

4. Lied zum Abschluss

Mariechen saß weinend im Garten

1. Mariechen saß weinend im Garten
Im Grase lag schlummernd ihr Kind
In ihren blonden Locken
Spielt leise der Abendwind
Sie saß so still und träumend
So einsam und so bleich
Dunkle Wolken zogen vorüber
Und Wellen schlug der Teich.
Sie saß so still und träumend
So einsam und so bleich
Dunkle Wolken zogen vorüber
Und Wellen schlug der Teich.

2. Der Geier steigt über die Berge
Die Möwe zieht stolz einher
Es weht ein Wind von ferne
Schon fallen die Tropfen schwer
Schwer von Mariechens Wangen
Eine heiße Träne rinnt
Und schluchzend in den Armen
Hält sie ihr schlummernd Kind.
Schwer von Mariechens Wangen
Eine heiße Träne rinnt
Und schluchzend in den Armen
Hält sie ihr schlummernd Kind.

3. Hier liegst du so ruhig von Sinnen
Du armer verlassener Wurm
Du träumst noch nicht von Sorgen
Dich schreckt noch nicht der Sturm
Dein Vater hat uns verlassen
Dich und die Mutter dein
Drum sind wir armen Waisen
in dieser Welt allein.
Dein Vater hat uns verlassen
Dich und die Mutter dein
Drum sind wir armen Waisen
in dieser Welt allein.

*(Joseph Christian Freiherr von Zedwitz,
Wiener Kammerherr, um 1832)*

8. Kapitel

Wein

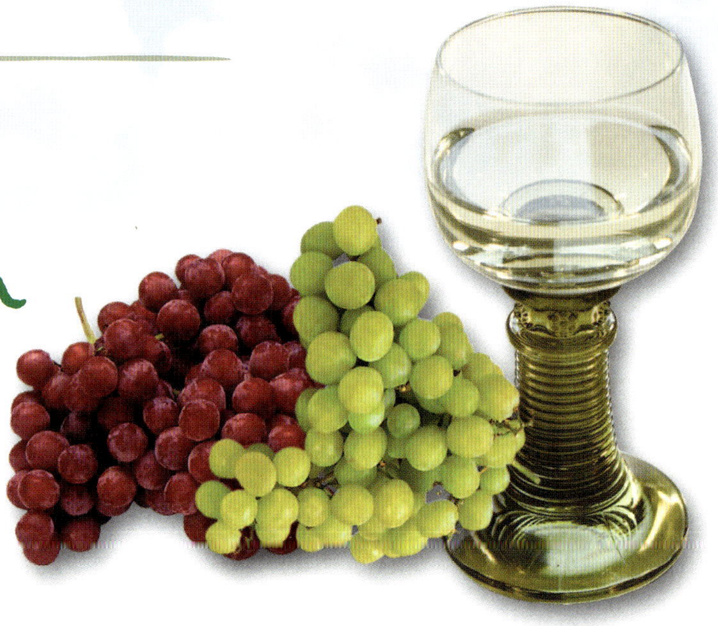

Material:
Wenn vorhanden, verschiedene Weinflaschen, auch ohne Inhalt: z. B. grüne Flasche (Burgunder), schlanke braune Schlegelflasche (Wein aus dem Rheingau), Bocksbeutel (Frankenwein), weiße Flasche (Weißwein oder Roséwein), Champagnerflasche, Piccolo, Chiantiflasche ... Evtl. Wein und Traubensaft zum Verkosten, Weingläser, Weintrauben, Weinkorken, Korkenzieher ...

Vorbereitung:
Die Fachkraft bereitet den Tisch mit zum Thema passenden Gegenständen und Nahrungsmitteln vor: Weintrauben, Gläser, evtl. Käsehäppchen, verschiedene Weinflaschen, verschiedene Weinsorten, Weinetiketten etc.

1. Gespräch und Unterhaltung

Anregungen zum Gespräch:

- Welchen Wein trinken Sie gerne?
  (Rotwein, Rosé oder Weißwein, Cidre (Apfelwein), Federweißer, Eiswein, trocken oder lieblich, aus bestimmten Weinanbaugebieten wie Mosel, Rhein, Nahe ... Die TN berichten über ihre Vorlieben.)
- Gibt es Gerichte, die unbedingt mit einer Weinsoße gereicht werden sollten?
  (Muscheln, Kaninchen ...)
- Es heißt: Ein Glas Wein täglich sei förderlich für die Gesundheit.
  Und: Sekt sei gut für den Kreislauf. Was halten Sie davon?
  (Die TN äußern ihre Meinung.)
- Kennen Sie „Kalte Ente“? *(Eine klassische Bowle aus Wein und Sekt.)*
- Welches Kraut gehört in die Maibowle? *(Waldmeister)*

Ergänzen Sie:

- Im Wein liegt die ... *(Wahrheit)*.
- Alter Wein in neuen ... *(Schläuchen)*.
- Jemandem reinen Wein ... *(einschenken)*.
- Wein, Weib und ... *(Gesang)*.
- Öffentlich Wasser predigen und heimlich Wein ... *(trinken)*.
- Bier auf Wein, das ... *(lass sein)*.
- Wein auf Bier, das ... *(rat ich dir)*.
- Für die Leute den Wein, für die Gänse das ... *(Wasser)*.
- Durst macht aus Wasser ... *(Wein)*.

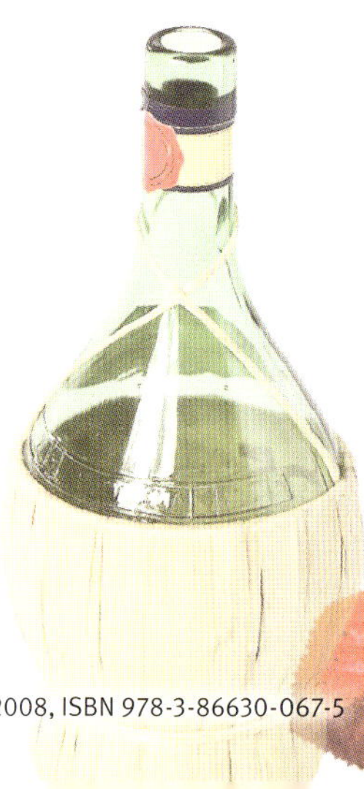

Herbstvergnügen, Andrea Friese © Vincentz Network GmbH & Co. KG, Hannover 2008, ISBN 978-3-86630-067-5

Summen Sie die Melodien folgender Schlager und Volkslieder vor und lassen Sie sie erraten und mitsingen:

- Ja, ja der Chiantiwein! (Rudolf Schock)
- Rote Rosen, rote Lippen, roter Wein (René Carol)
- Griechischer Wein (Udo Jürgens)
- Der Wein war aus Bordeaux (Mireille Mathieu)
- Sieben Fässer Wein (Roland Kaiser)
- Du lieber guter Wein (Hans Moser)
- Wenn das Wasser im Rhein gold'ner Wein wär (Willy Schneider)
- Oh Mosella (Kurt-Adolf Thelen)
- Im Krug zum grünen Kranze
- Es steht ein Wirtshaus an der Lahn

Anregung für die Sinne:
Führen Sie eine kleine „Weinprobe" durch! Lassen Sie in kleinen Gläschen einen Rotwein, einen Weißwein, einen roten und einen hellen Traubensaft kosten und jeweils „beurteilen"; Reichen Sie dazwischen zur Geschmacksneutralisierung Brot und Mineralwasser.

2. Gymnastik und Körperbewegung

Bewegungsgeschichte: Die Weinprobe

Wir müssen zunächst einmal in den Keller gehen, um eine Flasche Wein zu holen *(Schrittbewegungen am Platz)*. Wir öffnen die Kellertür *(den rechten Arm nach vorne strecken, mit der Hand eine Greifbewegung zur Türklinke ausführen und den Arm wieder zum Körper ziehen)* und stehen nun vor dem Weinregal. Hier haben wir Auswahl in Hülle und Fülle! Nehmen wir diesen? *(Eine „Flasche" von vorne greifen, Etikett anschauen und wieder zurücklegen.)* Oder diesen von ganz oben? *(Nach oben greifen, Etikett anschauen.)* Ja, den werden wir probieren. Wir schließen wieder die Kellertür *(Türe schließen)* und gehen nach oben *(Schrittbewegungen am Platz)*. Zunächst drehen wir das Gewinde des Korkenziehers in den Korken hinein *(entsprechende Drehbewegungen)*. Ist der Öffner tief genug im Korken verankert, hebeln wir mit beiden Händen den Korken ganz vorsichtig nach oben *(Hebelbewegungen mit beiden Armen und Händen)*. Dann können wir den Korken langsam herausziehen *(mit dem linken Arm „Flasche" festhalten, mit der rechten Hand „Korken" herausziehen)*. Zum Schluss gießen wir uns ein Glas Wein ein und genießen den edlen Tropfen. Prost! *(„Glas" hochheben und Trinkbewegung ausführen.)*

3. Zum Vorlesen

Die Schatzgräber

Ein Winzer, der am Tode lag,
rief seine Kinder an und sprach:
„In unserm Weinberg liegt ein Schatz,
grabt nur danach!" – „An welchem
Platz?" Schrie alles laut den Vater an. –
„Grabt nur! – O weh!"
Da starb der Mann.

Kaum war der Alte beigeschafft,
da grub man nach aus Leibeskraft.
Mit Hacke, Karst und Spaten ward
der Weinberg um und um gescharrt.
Da war kein Kloß, der ruhig blieb;
man warf die Erde gar durchs Sieb
Und zog die Harken kreuz und quer
nach jedem Steinchen hin und her.
Allein, da ward kein Schatz verspürt,
und jeder fühlt sich angeführt.

Doch kaum erschien das nächste Jahr,
so nahm man mit Erstaunen wahr,
dass jede Rebe dreifach trug.
Da wurden erst die Söhne klug
und gruben nun jahrein, jahraus
des Schatzes immer mehr heraus.

(Gottfried August Bürger, 1747 – 1794)

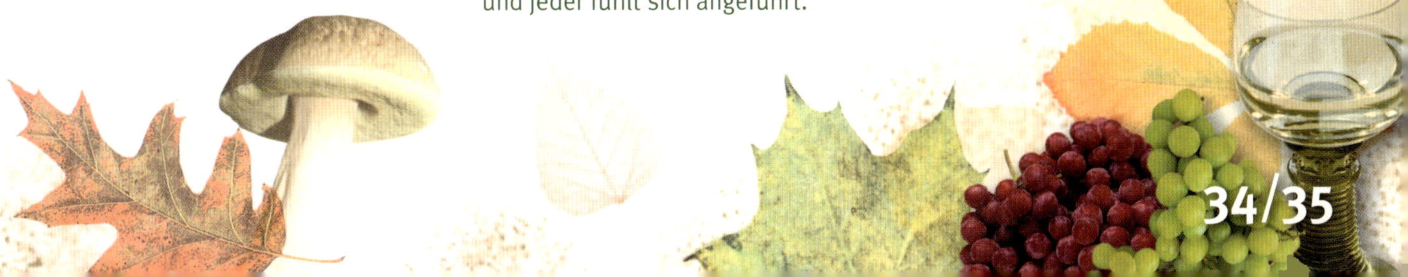

4. Lied zum Abschluss

Ein Heller und ein Batzen

1. Ein Heller und ein Batzen,
Die waren beide mein, ja mein
Der Heller ward zu Wasser,
Der Batzen zu Wein, ja Wein,
Der Heller ward zu Wasser,
Der Batzen zu Wein.

|: Heidi, heido, ha ha :|
Heidi, heido, hei ha ha ha.

2. Die Wirtsleut und die Mädel,
Die rufen beid': „Oh weh! Oh weh!",
Die Wirtsleut, wenn ich komme,
Die Mädel, wenn ich geh, ja geh.
Die Wirtsleut, wenn ich komme,
Die Mädel, wenn ich geh.

3. Mein Strümpf die sind zerrissen,
Mein Stiefel sind entzwei, ja zwei
Und draußen auf der Heide,
Da singt der Vogel frei, ja frei.
Und draußen auf der Heide,
Da singt der Vogel frei.

4. Und gäb's kein Landstraß nirgends,
Da säß ich still zu Haus, ja Haus
Und gäb's kein Loch im Fasse,
Da tränk ich gar nicht draus! Ja draus.
Und gäb's kein Loch im Fasse,
Da tränk ich gar nicht draus!

5. Das war 'ne wahre Freude,
Als mich der Herrgott schuf, ja schuf.
Ein Kerl wie Samt und Seide,
Nur schade, daß er suff, ja suff.
Ein Kerl wie Samt und Seide,
Nur schade, daß er suff.

(Volkslied, Text von Albert Graf von Schlippenbach, 1800 – 1886)

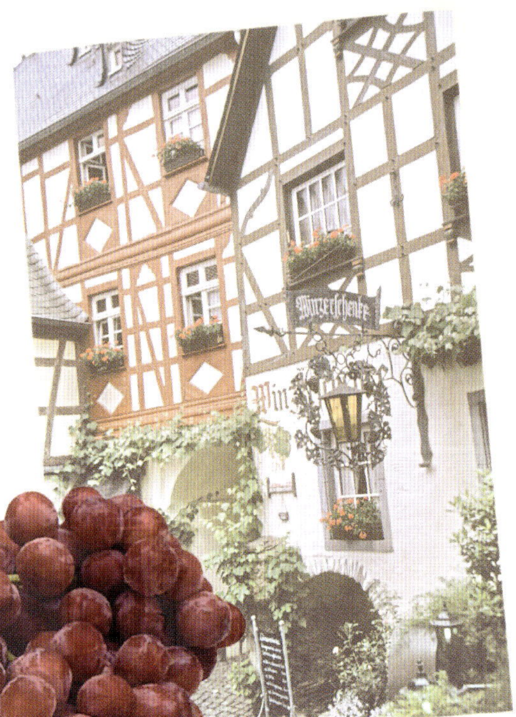

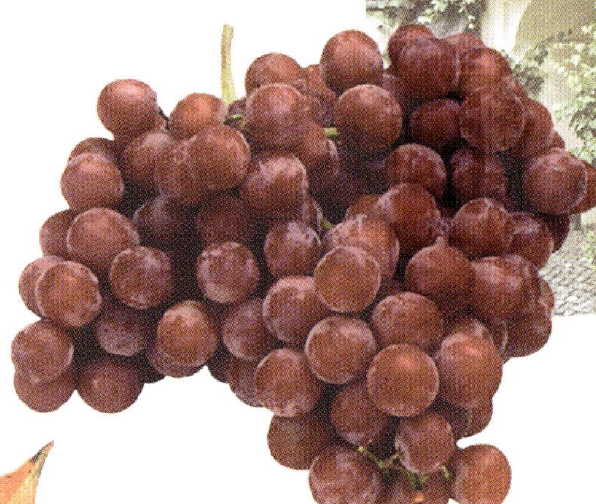

9. Kapitel

Bäume

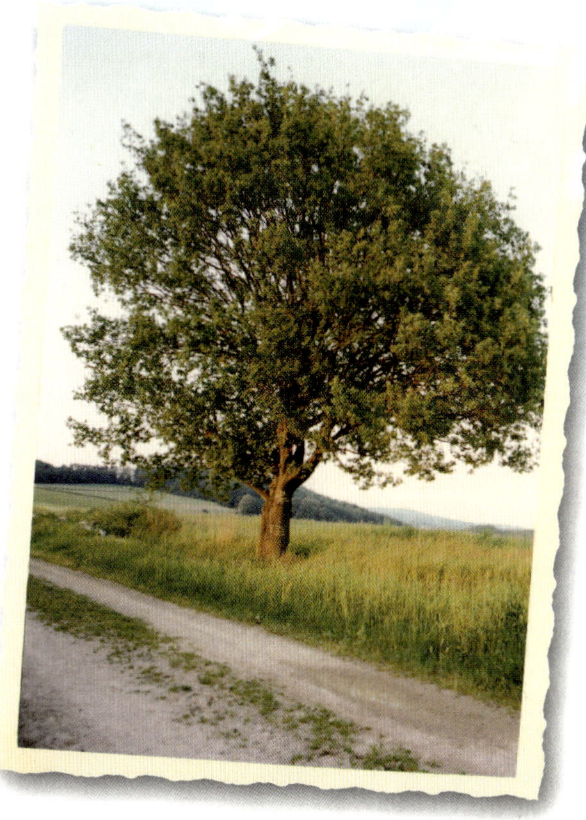

Material:

Laub, Schüssel, Naturmaterialien (Hagebutten, Zapfen, Eicheln, Nüsse, Kastanien ...) evtl. ein Gegenstand, der nicht dazu passt (z. B. ein Osterei aus Plastik), weitere schöne Herbstblätter zum Zeigen und Zeichnen, Zeichenpapier, Klebeband, farbige Kreide oder Wachsmalstifte in herbstlichen Pastelltönen (z. B. gelb, grün, braun, rot).

Vorbereitung:

Reichlich Laub verschiedener Baumarten sammeln, in eine Schüssel legen und Naturmaterialien darin verstecken. Die Blätter für die Malaktivierung sollten ganz frisch sein oder einige Tage vorher zwischen den Seiten eines schweren Buches getrocknet werden, damit sie schön glatt sind.

1. Gespräch und Unterhaltung

Anregungen zum Gespräch:

- Nennen Sie verschiedene Baumarten, die Sie kennen! Hier einige Reim-Verse zur Hilfestellung:
  - Die kleine Anne sitzt unter der ... *(Tanne)*.
  - Meine Nichte steht an der ... *(Fichte)*.
  - Eine Blindschleiche huscht zu der ... *(Eiche)*.
  - Auf der Heide steht eine ... *(Weide)*.
  - Ich bin auf der Suche nach einer ... *(Buche)*.
  - Nicht nur im Märchen gibt es die ... *(Lärchen)*.
  - Eine schöne Rinde hat die ... *(Linde)*.
- Haben Sie einen Lieblingsbaum? Welcher ist es? Und warum? *(Erzählen lassen.)*
- Können Sie sich an die Früchte der Ahornbäume erinnern? (*Die Früchte erinnern an „Nasenzwicker" und jedes Kind probiert aus, wie lange sie auf der Nase halten! Das Ahornblatt ist auch in Kanadas Landesflagge enthalten.)*
- Wissen Sie, woher die Rosskastanie ihren Namen hat? *(Angeblich sollen die Früchte als Arznei gegen den Husten der Pferde (= Rösser) verwendet worden sein. Heute hilft ein warmes Rosskastanienschaumbad gegen Venenleiden und Durchblutungsstörungen. Aber Achtung: Die Früchte der Rosskastanie sind – im Gegensatz zur Esskastanie – giftig!)*
- Die Eiche liefert wertvolles Holz für die Möbelindustrie. Was kann alles daraus hergestellt werden? *(Eichenschrank, Eichentisch, Eichenstuhl, Eichenregal, Eichenfässer für Wein ...)* Die Früchte der Eiche, die Eicheln, dienen Tieren des Waldes (*wie z. B. dem Wildschwein)* als Nahrungsquelle. Aber in Notzeiten wurden sie auch von Menschen zu Nahrung verarbeitet. Was machte man aus Eicheln? *(Man machte Kaffee daraus oder mischte sie gemahlen in den Brotteig.)*

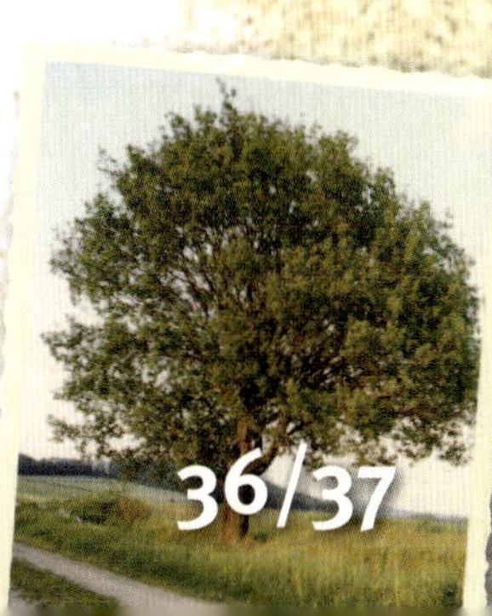

Herbstvergnügen, Andrea Friese © Vincentz Network GmbH & Co. KG, Hannover 2008, ISBN 978-3-86630-067-5

Kleines Baum-Quiz:

- Welchen Baum hat jede Familie? *(Den Stammbaum.)*
- Welcher Baum wird im Frühjahr gerne von Junggesellen gestohlen? *(Der Maibaum.)*
- Welcher Baum wird mit Kerzen geschmückt? *(Der Weihnachtsbaum.)*
- Welcher Baum steht an manchen Grenzen? *(Der Schlagbaum.)*
- Welcher Baum steht auf dem Dach des Hauses, das gerade fertig geworden ist? *(Der Richtbaum.)*
- Welcher Baum wird in Schichten gebacken, mit Schokolade umhüllt und schmeckt gut zur Kaffeezeit? *(Der Baumkuchen.)*
- Welche Lehranstalt gibt es speziell für Bäume? *(Die Baumschule.)*

Ergänzen Sie:

- Ich sehe den Wald vor lauter Bäumen ... *(nicht)*.
- Bei Kälte zittert man wie Espen... *(laub)*.
- Ein Lied von Alexandra heißt: „Mein Freund, der ... *(Baum)*“.
- Heute könnte ich lauter Bäume ... *(ausreißen)!*
- Einen alten Baum ... *(verpflanzt man nicht)*.
- Wir wollen hier keine Wurzeln ... *(schlagen)!*
- Wie es in den Wald hineinruft, so schallt es ... *(heraus)*.
- Heute komme ich auf keinen grünen ... *(Zweig)!*

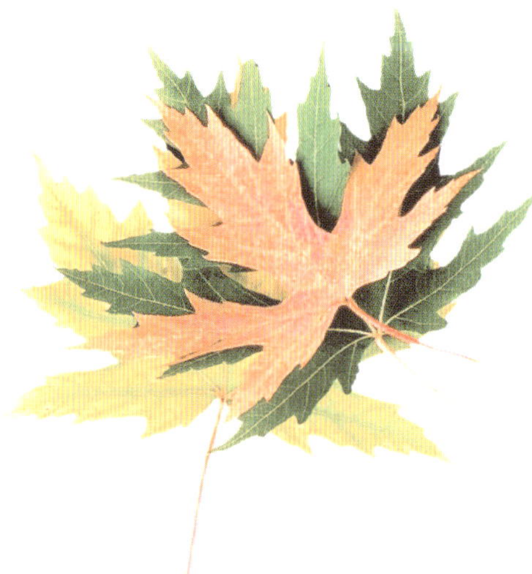

2. Gymnastik und Körperbewegung

Blätter zeichnen

Jeder TN sucht sich ein Blatt aus, das ihm gefällt. Die Blätter werden mit etwas Klebefilm unter das Zeichenpapier geklebt, damit nichts verrutschen kann. Nun kann man mit der Längsseite der Kreide oder der Wachsmalstifte über die Oberfläche reiben, so dass die Struktur der Blätter sichtbar wird. Anschließend können die Zeichnungen an den Konturen ausgeschnitten und als herbstliche Tischdekoration verwendet werden.

Anregung für die Sinne:

Tastspiel Laubwanne: Die Fachkraft geht mit der Schüssel reihum. Jeder TN darf in die „Laubwanne“ greifen und sich ein Objekt heraussuchen und vor sich auf den Tisch legen. Nun kommt die zweite Runde: Nach und nach hält jeder das Objekt hoch, das er gefunden hat und nennt die Begrifflichkeit. Wer hat den Gegenstand, der nicht zum Thema „Wald“ passt? Wie könnte er ins Laub geraten sein?

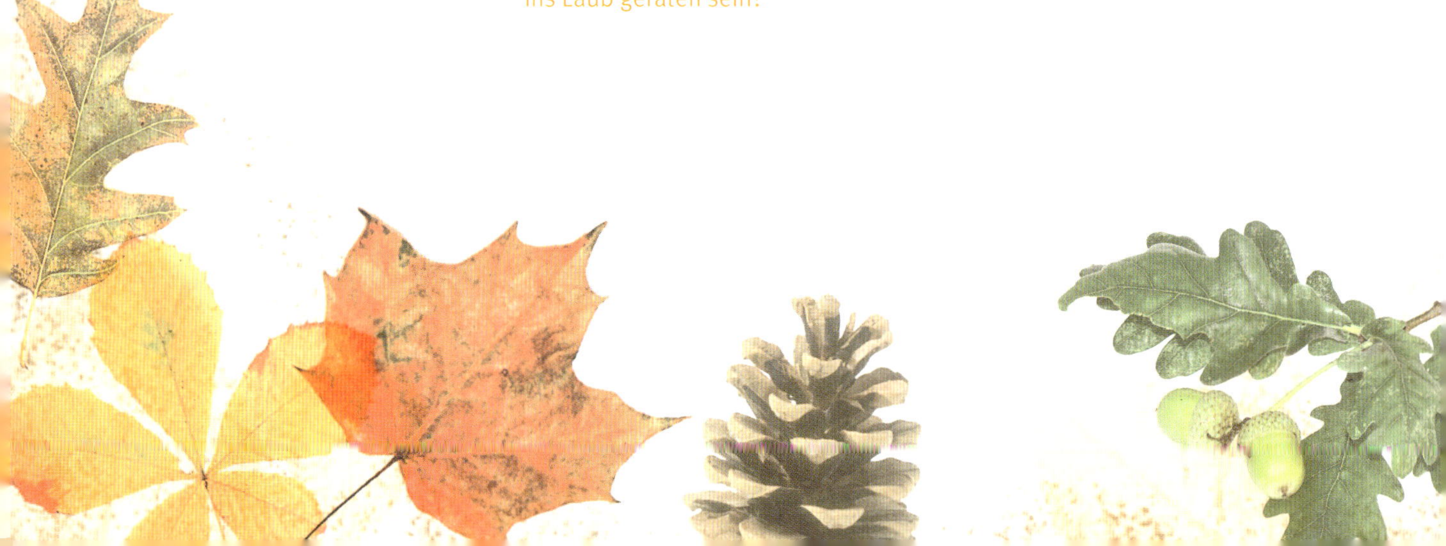

3. Zum Vorlesen

Pflaumenregen

Es steht ein Baum im Garten,
von Pflaumen voll und schwer.
Die Kinder drunten warten
und lauschen ringsumher,
ob nicht der Wind ihn rüttelt
und all die Pflaumen schüttelt,
daß alle purzeln kreuz und quer.

Doch horcht, wie's rauscht und rappelt!
Im Wald wacht auf der Wind.
Schon zischelt er und zappelt
und trappelt her geschwind
und wiegt und biegt die Äste,
daß schier in ihrem Neste
die Finken nimmer sicher sind.

Nun fällt ein Pflaumenregen,
der aber macht nicht naß.
Im Gras herumzufegen,
ist da der größte Spaß.
O Wind, o Wind, o rüttle,
o Wind, o Wind, o schüttle!
Wir grapsen ohne Unterlaß.

(Friedrich Güll, 1812 – 1879)

Die Gäste der Buche

Mietegäste vier im Haus
Hat die alte Buche.
Tief im Keller wohnt die Maus,
Nagt am Hungertuche.

Stolz auf seinen roten Rock
Und gesparten Samen
sitzt ein Protz im ersten Stock;
Eichhorn ist sein Namen.

Weiter oben hat der Specht
Seine Werkstatt liegen,
Hackt und zimmert kunstgerecht,
Daß die Späne fliegen.

Auf dem Wipfel im Geäst
Pfeift ein winzig kleiner
Musikante froh im Nest.
Miete zahlt nicht einer.

(Rudolf Baumbach, 1840 – 1905)

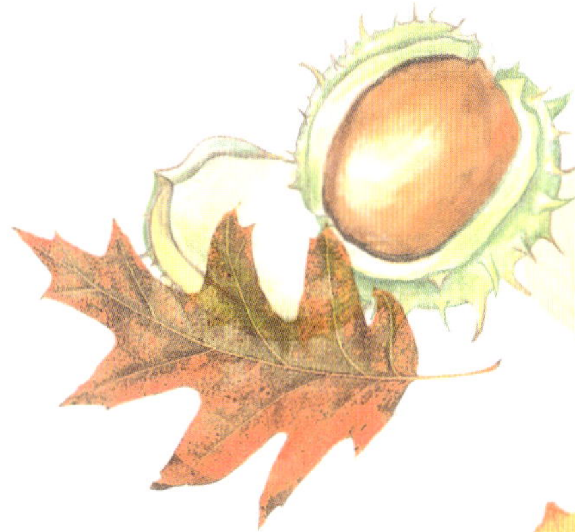

4. Lied zum Abschluss

Das Laub fällt von den Bäumen

1. Das Laub fällt von den Bäumen,
Das zarte Sommerlaub,
Das Leben mit seinen Träumen
Zerfällt in Asch' und Staub.

2. Die Vöglein traulich sangen.
Wie schweigt der Wald jetzt still!
Die Lieb' ist fortgegangen,
Kein Vöglein singen will.

3. Die Liebe kehrt wohl wieder,
Im künft'gen lieben Jahr,
Und alles tönt dann wieder,
Was hier verklungen war.

4. Der Winter sei willkommen,
Sein Kleid ist rein und neu,
Den Schmuck hat er genommen,
Den Keim bewahrt er treu.

(S. A. Mahlmann, 1771 – 1826)

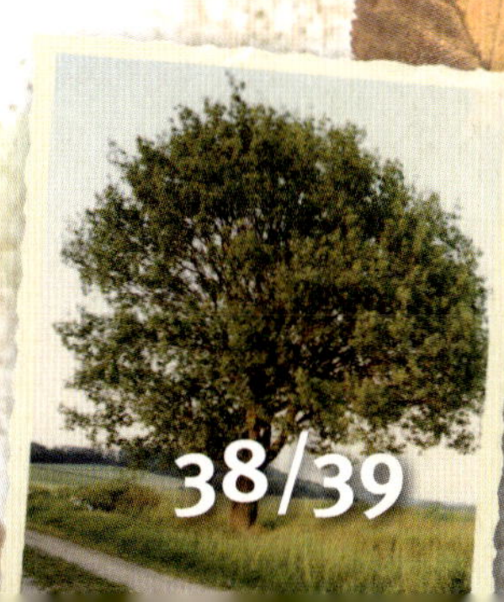

10. Kapitel

Im Wald und auf der Heide

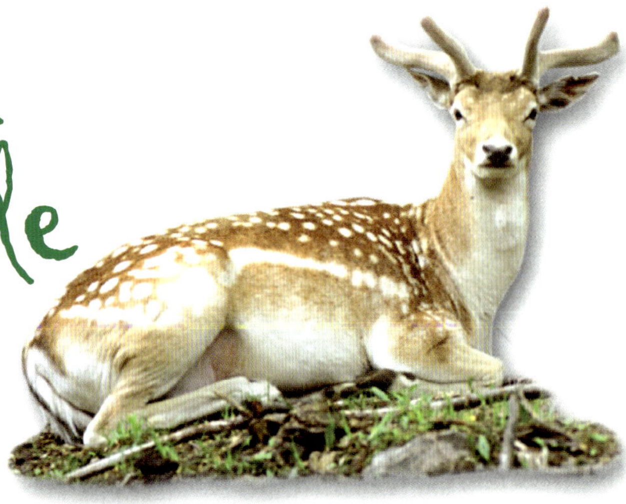

Material:

Falls vorhanden: Wildkochbuch, Fotos mit Waldtieren zum Zeigen, evtl. Naturmaterialien aus Wald und Natur. Ansonsten kann ein schöner Herbstblumenstrauß auf den Tisch gestellt werden.

Vorbereitung:

Die Utensilien werden ggf. auf den Tisch gelegt.

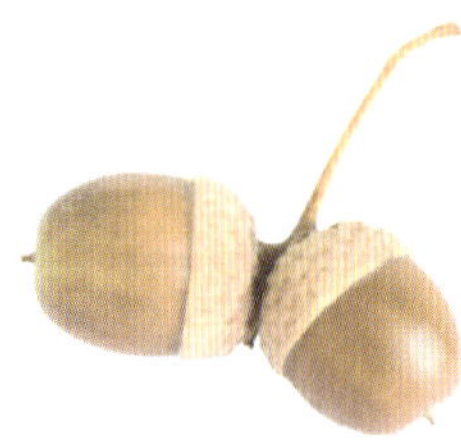

1. Gespräch und Unterhaltung

Anregungen zum Gespräch:

- Der Herbst ist die Zeit der Jagdsaison: Nun gibt es frisches Wildbret in Hülle und Fülle. Aus welchen Wildarten lassen sich köstliche Gerichte zubereiten? *(Reh, Wildschwein, Hirsch, Kaninchen, Fasan, Rebhuhn ...)*
- Haben Sie ein Lieblings-Wildgericht, z. B. Rehbraten ...? Wie haben Sie es zubereitet? *(Erzählen lassen.)*
- Was passt besonders gut als Beilage zu diesen Gerichten? *(Pilze, Weinsoßen, Maronen, Preiselbeeren ...)*
- Welchen Wein würden Sie zu Wildgerichten reichen? *(Rotwein)*
- Auch Pilze haben im Herbst Hochsaison. Welche Pilze mögen Sie besonders gern? *(Pfifferlinge, Trüffel, Champignons, Steinpilze, Morcheln ...)*
- Haben Sie selbst schon einmal Pilze gesammelt? *(Erzählen lassen.)*
- Was kann man im Herbst noch alles im Wald sammeln? *(Pilze, Moose, Farn, Zapfen, Zweige, Beeren ...)*
- Welche Pflanzen wachsen in der Heide? *(Heidekraut/Erika, Heideröschen,Heidelbeere/Blaubeere/Schwarzbeere, Preiselbeere ...)*

Ergänzen Sie:

Zwischen Berg und tiefem, tiefem Tal saßen einst zwei ... *(Hasen)*. Trara, das tönt wie Jagd... *(gesang)*! Da kommt der Jäger aus ... *(Kurpfalz)*, der reitet durch den grünen ... *(Wald)*. Er ruft: „Auf, auf zum fröhlichen ... *(Jagen)*! Denn im Wald und auf der Heide, da such ich meine ... *(Freude)*". Der Jäger in dem grünen Wald, der sucht des Tierleins ... *(Aufenthalt)*. Da blies der Jäger wohl in sein ... *(Horn)*: „Ich bin ein freier Wildbretschütz und hab' ein weit' ... *(Revier)*." Als die beiden Hasen sich nun satt gefressen hatten, setzten sie sich nieder – bis dass der Jäger kam und schoss sie ... *(nieder)*. Doch als die Hasen sich nun aufgesammelt hatten und sich besannen, dass sie noch am Leben waren, da liefen sie von ... *(dannen)*. Und der Jäger? Es dunkelt schon in der ... *(Heide)*, schnell nach Hause umgekehrt! Und dabei singt er: „Kein schöner Land in dieser ... *(Zeit)* als wie das unsre weit und ... *(breit)*."

2. Gymnastik und Körperbewegung

Bewegungslied: In dem Wald

In dem Wald, da steht ein Haus, schaut ein Hirsch zum Fenster raus.	*Händen als Dach über den Kopf halten, Daumen und Zeigefingereider Hände als Brille vor die Augen halten.*
Kommt ein Häslein angerannt, klopfet an die Wand.	*Laufbewegungen mit den Händen.* *Auf den Tisch klopfen.*
„Hilfe, Hilfe, große Not, sonst schießt mich der Jäger tot!“	*Hände beschwörend über den Kopf halten.* *Beide Arme halten ein Gewehr.*
„Armes Häslein, komm herein, reich' mir deine Hand.“	*Einladend winken.* *Dem Sitznachbarn die Hand schütteln.*

(Text und Melodie: mündlich überliefert)

Anregung für die Sinne:

1. Bringen Sie Bucheckern, Eicheln, Haselnüsse und Walnüsse mit und lassen Sie diese anschauen. Jeder bekommt ein Tastsäckchen mit einer dieser Baumfrüchte. Die TN tasten und vergleichen ihre Früchte mit denen in der Mitte.

2. Legen Sie gemeinsam mit den TN ein Herbarium mit Blättern an! Schöne bunte Blätter werden zwischen saugfähiges Zeitungspapier gelegt und beschwert. Nach dem Trocknen kann man sie auf weißes Papier kleben, beschriften (evtl. noch ein Bild des entsprechenden Baumes dazu kleben) und laminieren oder in Klarsichthüllen aufbewahren. Die TN blättern gerne in solchen Sammelordnern.

3. Zum Vorlesen

Tannenwald

Wo bin ich gewesen?
Nun rat einmal schön!

Im Wald bist gewesen,
das kann ich ja sehn,
Spinnweben am Kleidchen,
Tannadeln im Haar,
das bringt ja nur mit,
wer im Tannenwald war.

Was tat ich im Walde?
Sprich, weißt du das auch?

Hast Beerlein gepickt
vom Heidelbeerstrauch.
O sieh nur, wie blau
um das Mündchen du bist!
Das bekommt man ja nur,
wenn man Heidelbeern isst!

(Johannes Trojan, 1837 – 1915)

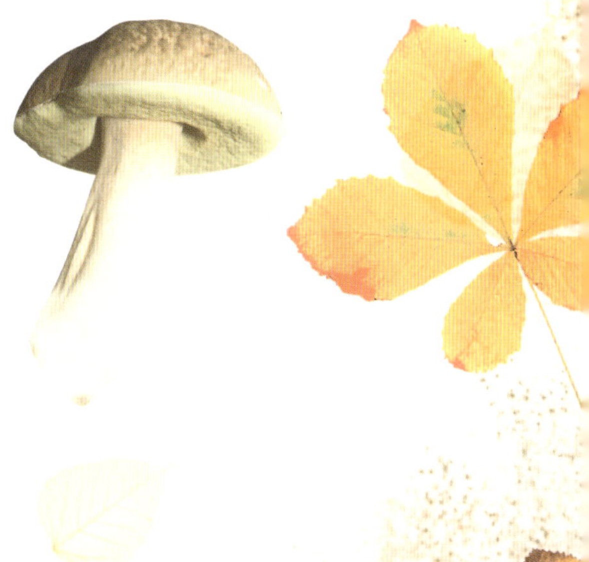

4. Lied zum Abschluss

Im Wald und auf der Heide

1.Im Wald und auf der Heide,
Da such ich meine Freude,
I: Ich bin ein Jägersmann. :I
Die Forsten treu zu hegen,
Das Wildbret zu erlegen,
I: Mein' Lust hab' ich daran. :I
I: Hal-li, hallo, hal-li hallo,
Mein' Lust hab' ich daran. :I

2. Trag' ich in meiner Tasche
Ein Tränklein in der Flasche,
I: Ein Stückchen schwarzes Brot, :I
Brennt lustig meine Pfeife,
Wenn ich den Forst durchstreife,
I: Da hat es keine Not. :I
I: Hal-li, hallo, hal-li hallo,
Mein' Lust hab' ich daran. :I

3. Im Walde hingestrecket,
Den Tisch mit Moos mir decket
I: Die freundliche Natur. :I
Den treuen Hund zur Seite,
Ich nun das Mahl bereite
I: Auf Gottes freier Flur. :I
I: Hal-li, hallo, hal-li hallo,
Mein' Lust hab' ich daran. :I

4. Das Huhn im schnellen Fluge,
Die Schnepf' im Zickzackzuge
I: Treff' ich mit Sicherheit. :I
Die Sauen, Reh' und Hirsche
Erleg' ich auf der Pirsche,
I: Der Fuchs läßt mir sein Kleid. :I
I: Hal-li, hallo, hal-li hallo,
Mein' Lust hab' ich daran. :I

5. Und streif' ich durch die Wälder
Und zieh' ich durch die Felder
I: Einsam den ganzen Tag, :I
Doch schwinden mir die Stunden
Gleich flüchtigen Sekunden,
I: Tracht' ich dem Wilde nach. :I
I: Hal-li, hallo, hal-li hallo,
Mein' Lust hab' ich daran. :I

6. Wenn sich die Sonne neiget,
Der feuchte Nebel steiget,
I: Mein Tagwerk ist getan, :I
Dann zieh' ich von der Heide
Zur häuslich stillen Freude,
I: Ein froher Jägersmann. :I
I: Hal-li, hallo, hal-li hallo,
Mein' Lust hab' ich daran. :I

(Wilhelm Bornemann, 1766 – 1851)

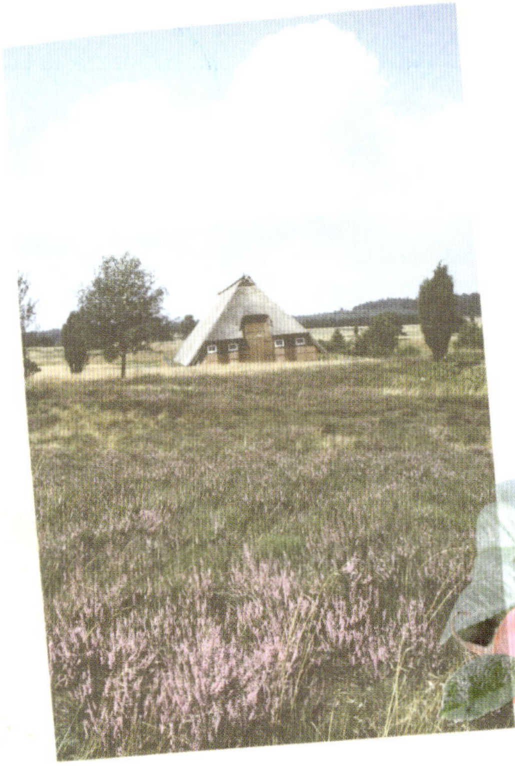

11. Kapitel

Bürsten

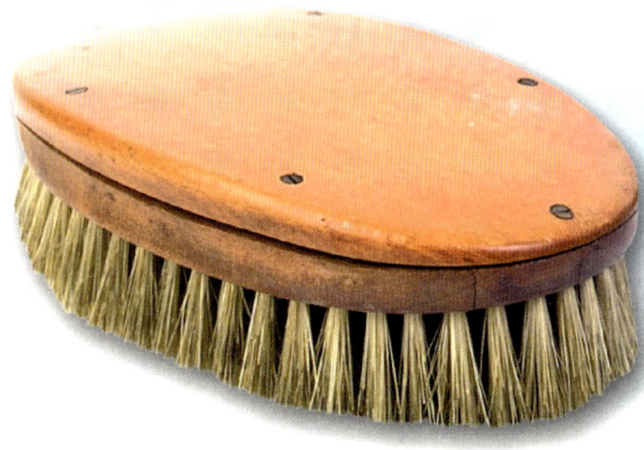

Material:
Viele verschiedenste Bürsten, Tastsäckchen, Bilder mit Gegenständen (z. B. aus Zeitschriften ausschneiden, Anregungen s. Liste).

Vorbereitung:
Verschiedene Bürsten werden in undurchsichtige Säckchen gesteckt.

1. Gespräch und Unterhaltung

Anregungen zum Gespräch:

Die vorbereiteten Tastsäckchen werden an die TN verteilt. Jeder TN fühlt seine Bürste und versucht zu raten, um welche Bürste es sich handeln könnte. Anschließend nimmt jeder Teilnehmer seine Bürste aus dem Säckchen heraus und legt sie vor sich auf den Tisch.

- Aus welchem Material ist Ihre Bürste? *(Reihum beschreiben lassen.)*
- Hatten oder haben Sie eine solche Bürste? Was kann man mit dieser Bürste machen? *(Erzählen lassen.)*
- Was ist eine Wurzelbürste? *(Eine besonders grobborstige Bürste, mit der man erdverkrustetes Wurzelgemüse wie z. B. Sellerie, Möhren usw. abbürstete.)*
- Wozu haben Sie die Wurzelbürste noch benutzen können? *(Zum Wäschewaschen: Besonders hartnäckige, verschmutzte Stellen wurden mit Kernseife eingerieben und mit einer Wurzelbürste gerieben. Eine TN erzählte vom Nachbarsjungen, der abends mit kaltem Wasser und der Wurzelbürste geschrubbt wurde.)*
- Welche weiteren Bürsten gibt es und wofür verwendet man sie? *(Erzählen lassen. Evtl. vorhandene Bürsten hochhalten und gemeinsam Verwendungsmöglichkeiten überlegen.)*

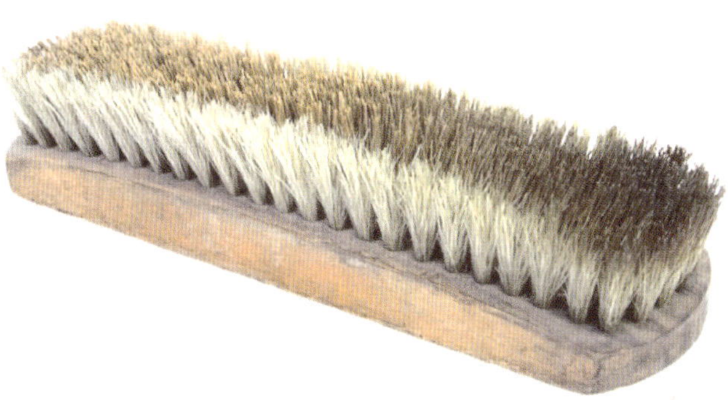

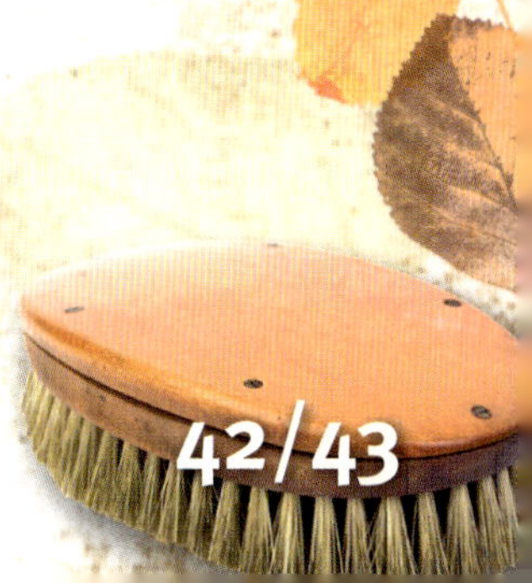

2. Gymnastik und Körperbewegung

Jeder TN legt seine Bürste auf den Tisch. Die Fachkraft macht die folgenden Bewegungen vor, die TN ahmen gemeinsam die gleichen Bewegungen nach und raten, um welche Bürste es sich handelt.

- Die Hand zum Mund führen, Putzbewegungen. *(Zahnbürste)*
- Die rechte Hand schrubbt die Nägel der linken Hand. *(Nagelbürste)*
- (Imaginäre) Kartoffel in der linken Hand halten, die rechte Hand macht Säuberungsbewegung. *(Gemüsebürste)*
- Der rechte Arm wird nach oben geführt und macht die Handbewegung des „Rückenbürstens“. *(Rückenbürste, Massagebürste)*
- Die linke Hand hält einen „Schuh“, die rechte Hand poliert. *(Schuhbürste)*
- Der rechte Arm wird zum Kopf geführt; Bürsten der Haare. *(Haarbürste)*
- Die linke Hand hält Waschbrett, der rechte Arm führt „Schrubbbewegungen“ durch. *(Wurzelbürste/Scheuerbürste)*
- Den rechten Arm nach vorne strecken, nach oben und unten führen: Eine Wand wird glatt gestrichen. *(Tapezierbürste)*

Achtung: Die Bewegungen nach jeder Übung immer auch gegengleich mit der linken Hand durchführen, um Einseitigkeit zu vermeiden!

3. Zum Vorlesen

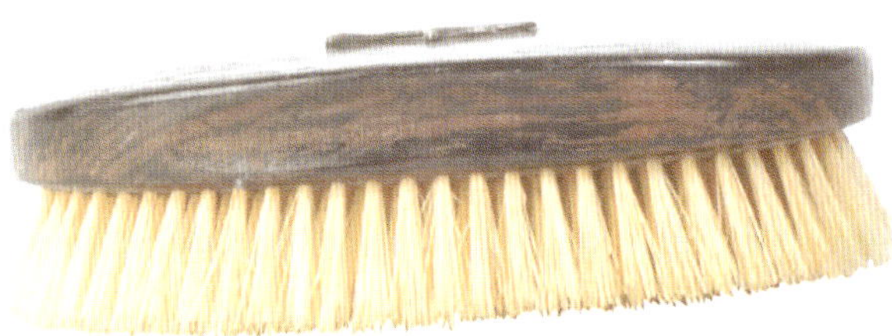

Kohlblättchen

Ich will dir mal was lesen,
Von dem alten Besen,
Von dem alten Putzestecken,
Fegt die Spinnen aus den Ecken,
Fallen alle runter,
Sind drei Schneider drunter,
Geh ich hin und fang mir einen
Bei den langen Schneiderbeinen:
Zippel zappel Spinnenschneider,
Näh einmal zwei neue Kleider –
Mir eins, Ami eins,
Nur der faulen Grete keins.

(Victor Blüthgen, 1844 – 1920)

Anregung für die Sinne:

1. Die TN sprechen nacheinander diesen Zungenbrecher: Bürsten mit weißen Borsten bürsten besser als Bürsten mit schwarzen Borsten bürsten.

2. Auf dem Tisch liegen große Bildmotive (mind. DIN A 5, am besten laminiert), die zu den vorhandenen Bürsten passen. Die TN ordnen zu: Welches Bildmotiv passt am besten zu welcher Bürste?

4. Lied zum Abschluss

Schornsteinfeger ging spazieren

1. Schornsteinfeger ging spazieren,
Schornsteinfeger ging spazieren,
Ging spazieren,
Schornsteinfeger ging spazieren.

2. Kam er an ein weißes Haus,
Kam er an ein weißes Haus,
Weißes Haus,
Kam er an ein weißes Haus.

3. Guckt ein schönes Mädel raus,
Guckt ein schönes Mädel raus,
Mädel raus,
Guckt ein schönes Mädel raus.

4. Mädel, willst du mit mir geh'n,
Mädel, willst du mit mir geh'n,
Mit mir geh'n,
Mädel, willst du mit mir geh'n?

5. Muß ich erst die Mutter fragen,
Muß ich erst die Mutter fragen,
Mutter fragen,
Muß ich erst die Mutter fragen.

6. Mutter darf ich mit ihm geh'n,
Mutter darf ich mit ihm geh'n,
Mit ihm geh'n,
Mutter darf ich mit ihm geh'n?

7. Mußt du erst den Vater fragen,
Mußt du erst den Vater fragen,
Den Vater fragen
Mußt du erst den Vater fragen.

8. Vater darf ich mit ihm geh'n,
Vater darf ich mit ihm geh'n,
Mit ihm geh'n,
Vater darf ich mit ihm geh'n?

9. Nein, mein Kind, das darfst du nicht,
Nein, mein Kind, das darfst du nicht,
Darfst du nicht,
Nein, mein Kind, das darfst du nicht!

10. Liefen sie schnell zum Tor hinaus,
Liefen sie schnell zum Tor hinaus,
Zum Tor hinaus,
Liefen sie schnell zum Tor hinaus.

11. Vater, Mutter hinterher,
Vater, Mutter hinterher,
Hinterher,
Vater, Mutter hinterher.

12. Feiern sie das Hochzeitsfest,
Feiern sie das Hochzeitsfest,
Hochzeitsfest,
Feiern sie das Hochzeitsfest.

(mündlich überliefert)

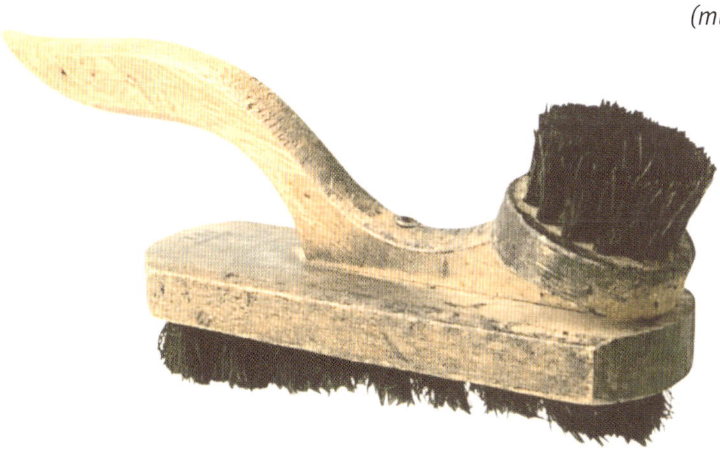

12. Kapitel

Seife

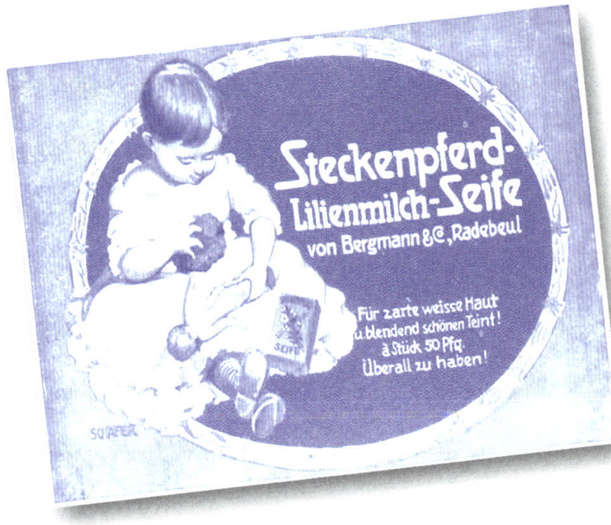

Material:

Seifen in verschiedenen Sorten, Formen und evtl. Düften in einem Körbchen, evtl. Seifenblasenflüssigkeit (fertig gekauft oder bereits am Tag vorher zubereitet) und Seifenblasenringe.

Vorbereitung:

Am Tag vorher wird die Seifenblasenflüssigkeit hergestellt.

Hier das Rezept:

1 l warmes Wasser, 100 g Neutralseife, 2,5 g Tapetenkleister, 50 g Zucker. Den Tapetenkleister in 100 ml Wasser verrühren, bis keine Klümpchen mehr zu sehen sind. Den Zucker und die Neutralseife in den restlichen 900 ml Wasser auflösen. Beide Lösungen zusammengeben und gut verrühren. Einen Tag ruhen lassen.

1. Gespräch und Unterhaltung

Die Fachkraft geht reihum. Jeder darf sich ein Stück Seife auswählen.

Anregungen zum Gespräch:

- Welche Seifensorten gibt es? *(Kernseife, Toilettenseife, Rasierseife, Schmierseife, Gallseife, Babyseife, Flüssigseife ...)*
- Wonach riecht das Stück Seife, das Sie sich ausgewählt haben? *(Honig, Lavendel, Rose, nach nichts ...)*
- Kennen Sie noch ein Rezept zur Seifenherstellung? *(Im zweiten Weltkrieg wurde oft von den Frauen Seife aus Knochen, Darmfett und Laugenstein hergestellt. Diese Zutaten bekam man auf Karte. Diese Seife war so scharf, ja fast ätzend, so dass die Finger beim Waschen wund wurden – es gab ja noch keine Gummihandschuhe zum Schutz. Wenn man Glück hatte, waren die Wunden bis zum nächsten Waschtag verheilt!)*
- Was halten Sie von der Tradition, Seife zwischen die Wäsche zu legen? *(Erzählen lassen. Die Wäschestücke riechen angenehm, Lavendelduft hält außerdem angeblich auch Motten fern ... Eine TN erzählte, dass Seifenstücke durch längere Lagerung haltbarer wurden: sie rieben sich nicht so schnell ab und hielten deshalb länger.)*

Kleines Seifen-Quiz:

- Wie nennt man die selbst gebastelten Fahrzeuge von Kindern? *(Seifenkisten)*
- Wie nennt man die Kugeln aus Seifenschaum, die durch ein Röhrchen oder einen Strohhalm geblasen werden und schnell zerplatzen? *(Seifenblasen)*
- Wie heißt das Nelkengewächs mit blassrosa Blüten, das als Arzneipflanze verwendet wird? *(Seifenkraut)*
- Worauf kann man ein Stück Seife ablegen? *(Seifenschale)*
- Wie nannte man den Handwerker, der früher Seife herstellte? *(Seifensieder)*

  ISBN 978-3-86630-067-5

2. Gymnastik und Körperbewegung

Diese Einheit lässt sich an zwei Tagen durchführen. Am ersten Tag wird gemeinsam die Seifenblasenflüssigkeit hergestellt; die Schüssel mit den Grundsubstanzen wird reihum weitergereicht, so dass jeder TN rühren kann. Am nächsten Tag bekommt jeder einen Seifenblasenring und eine kleine Schüssel mit der fertigen Flüssigkeit. Jetzt darf um die Wette gepustet werden!

3. Zum Vorlesen

Morgenwonne

Ich bin so knallvergnügt erwacht.
Ich klatsche meine Hüften.
Das Wasser lockt, die Seife lacht.
Es dürstet mich nach Lüften.

Ein schmuckes Laken macht einen Knicks
Und gratuliert mir zum Baden.
Zwei schwarze Schuhe im blanken Wichs
Betiteln mich „Euer Gnaden“.

Aus meiner tiefsten Seele zieht
Mit Nasenflügel beben
Ein ungeheurer Appetit
Nach Frühstück und nach Leben.

(Joachim Ringelnatz, 1883 – 1934)

Anregung für die Sinne:
Bringen Sie kleine Stücke verschiedener Duftseifen mit, von jeder Sorte zwei Stück. Damit sie nicht gleich visuell zu identifizieren sind, kann man sie in Waschhandschuhe legen. Die TN sollen nun die Seifenpaare mit denselben Düften „erschnuppern“.

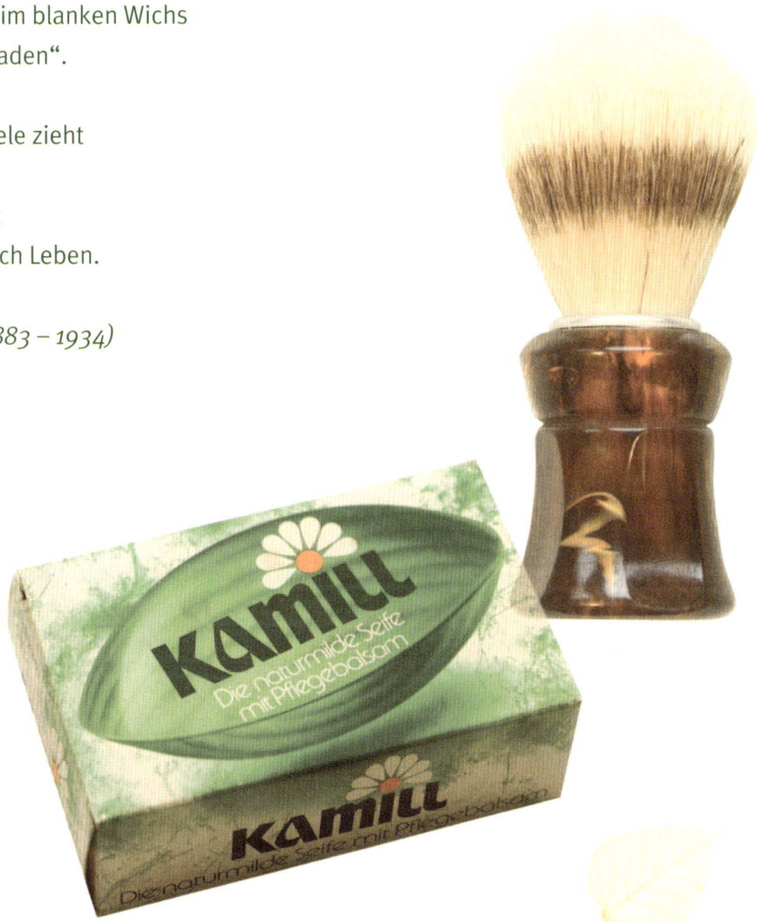

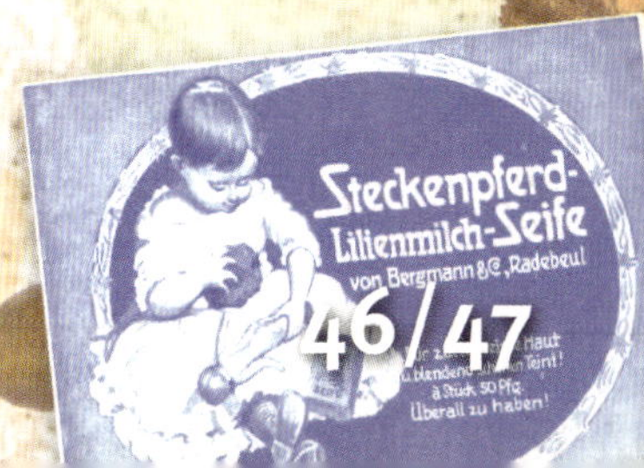

Seifenblasen

Schaum von der Seife,
Von Ton eine Pfeife –
Hebt alle die Nasen,
Ich will euch was blasen!

Lauter kleine Luftballons,
Einen nach dem andern
Schüttl' ich von der Pfeife ab,
Dass sie wandern, wandern.

Durch die schöne Sommerluft
Kommen sie geflogen,
Rot und grün, gelb und blau
Wie der Regenbogen. –

Leichter als die Sommerluft,
Dünner als von Glase.
Immer größer wird der Ball,
Wenn ich blase, blase.

Jeder wie ein Luftballon,
Unten dran ein Knöpfchen.
Blitz, auf einmal platzen sie
Und dann fällt ein Tröpfchen ...

Seifenblasen, Seifenblasen!
Dürft euch solche haschen.
Wenn ihr sie gefangen habt,
Steckt sie in die Taschen –

Tragt sie lieber auf der Hand,
Kriegen sie keine Falten.
Wer sie bis nach Hause bringt,
Darf sie sich behalten.

(Victor Blüthgen, 1844 – 1920)

4. Lied zum Abschluss

Jeden Morgen geht die Sonne auf

1. Jeden Morgen geht die Sonne auf
In der Wälder wundsamer Runde.
Und die hohe, heilge Schöpferstunde,
Jeden Morgen nimmt sie ihren Lauf.

2. Jeden Morgen aus dem Wiesengrund
Heben weiße Schleier sich ins Licht,
Uns der Sonne Morgengang zu künden,
Ehe sie das Wolkentor durchbricht.

3. Jeden Morgen durch des Waldes Hall'n
Hebt der Hirsch sein mächtiges Geweih.
Der Pirol und dann die Vöglein alle
Stimmen an die große Melodei.

*(Jeden Morgen geht die Sonne auf,
Text: Hermann Claudius,
© by Bärenreiter-Verlag, Kassel)*

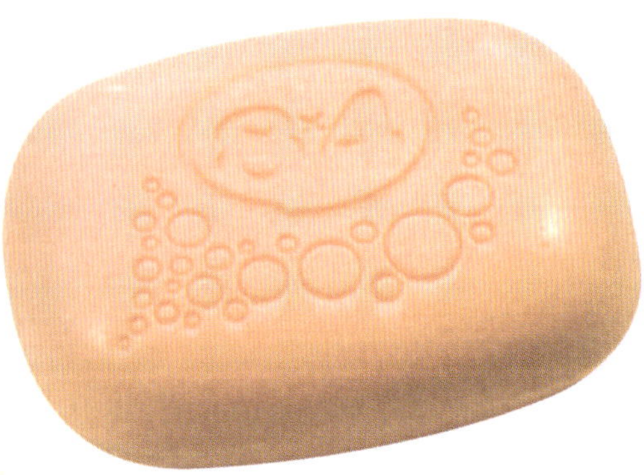

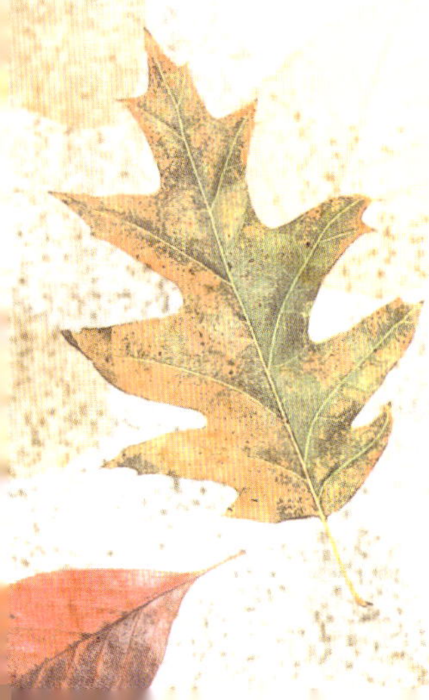

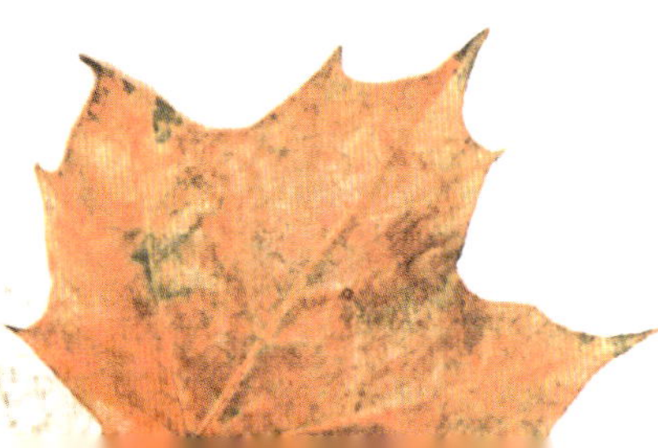

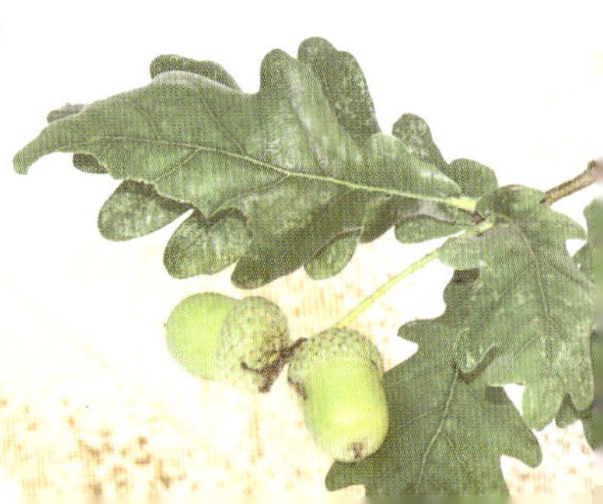

13. Kapitel

Waschen

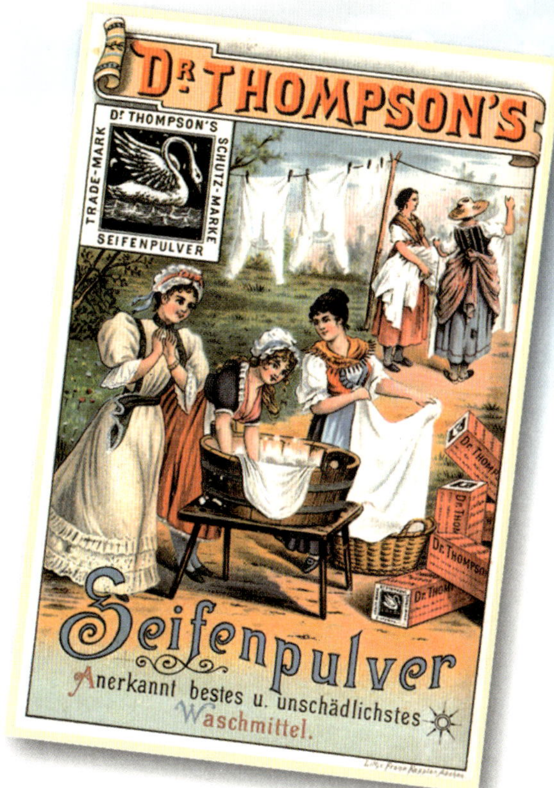

Material:

Waschpulver in verschiedenen Konsistenzen (Pulver, Tabs etc.), Weichspüler, Wäscheklammern (evtl. auch ältere Arten), falls vorhanden: Waschnüsse (gibt es im Bioladen), Waschblau, Waschbrett ...

Vorbereitung:

Die vorhandenen Utensilien werden sichtbar auf den Tisch gelegt.

1. Gespräch und Unterhaltung

Anregungen zum Gespräch:

- „Schnell mal eben Wäsche waschen", das ging früher nicht. Wie lief ein Waschtag ab, bevor Sie eine Waschmaschine hatten? *(Erzählen lassen. In Mietshäusern bekam jede Partei ein- bis zweimal monatlich die Waschküche zugeteilt. Zuerst wurde die Wäsche eine Nacht lang zum Einweichen in Sodalauge gelegt, um die Schmutzränder aufzulösen. Ganz früh morgens wurde der kupferne Waschkessel mit Holz und Briketts angeheizt. Zuerst wurde die Weißwäsche mit Persil ausgekocht. Die heiße Wäsche wurde dann mit Hilfe eines Waschbrettes bearbeitet. Die Wäschestücke wurden dann mit der Hand ausgewrungen und noch mindestens zweimal kalt ausgespült. Die Lauge der ersten Weißwäsche diente dann noch zum Waschen von Buntwäsche, Arbeitskleidung und Putzlappen. Bis die gesamte Wäsche auf dem Dachboden aufgehängt war, konnte es durchaus 17 oder 18 Uhr werden.)*
- Wozu benötigte man einen Wäschestampfer? *(Der Wäschestampfer wurde vorwiegend für größere Wäschestücke benutzt. Man bewegte damit die Wäsche im Waschzuber und presste die Waschlauge durch die Maschen. Dadurch wurde auch die Bett- und Tischwäsche sauber.)*
- Für welche Tätigkeiten eignete sich die Waschküche noch? Erzählen Sie! *(In der Landwirtschaft war es z. B. üblich, in der Waschküche gleichzeitig zu baden und in einem großen Kessel Kartoffeln für die Schweine zu kochen ...)*
- Carl Miele erfand 1901 die erste Waschmaschine. Kennen Sie noch den Werbespruch: „Nur Miele, sprach die Tante, die alle Waschmaschinen kannte!"? Welche technische Neuheit war für Sie früher im Haushalt besonders hilfreich? *(Waschmaschine, Wäscheschleuder, evtl. Wäschetrockner ...)*

Kleines Wasch-Quiz:

- Wie heißt der kleine, nordamerikanische Bär mit spitzer Schnauze und langem, buschigen Schwanz, der seine Nahrung vor dem Fressen ins Wasser taucht? *(Waschbär)*
- Wie nennt man das Leichtbenzin, das als Reinigungsmittel verwendet wird? *(Waschbenzin)*
- Wie heißt der blaue Farbstoff, der gelbliche Stoffe bleicht? *(Waschblau)*
- Wie nennt man das gerippte Brett zum Reiben grober Wäsche? *(Waschbrett)*
- Welcher Raum des Wohnhauses diente zum Wäschewaschen? *(Waschküche)*
- Wie nennt man einen feigen Menschen? *(Waschlappen)*

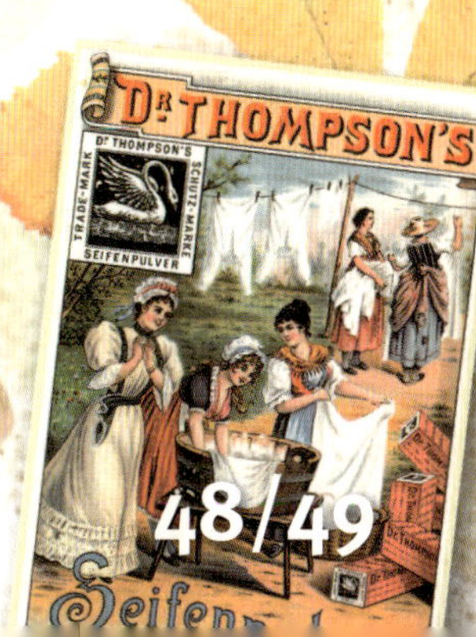

Ergänzen Sie:

- Er wäscht seine Hände in ... *(Unschuld)!*
- Sie ist mit allen Wassern ... *(gewaschen).*
- Manche Leute waschen vor anderen ihre schmutzige ... *(Wäsche).*
- Eine Hand wäscht ... *(die andere).*
- Wenn es schnell gehen soll, machen wir eine Katzen... *(wäsche).*
- Wasch mir den Pelz, aber mach mich nicht ... *(nass)!*
- Bei dichtem Nebel sagt man: Hier sieht es aus wie in einer ... *(Waschküche)!*

Sprechen Sie diesen Satz nach:

Wir Wiener Waschweiber wollten wohl weiße Wäsche waschen, wenn wir wüssten, wo weiches, warmes Wasser wäre.

2. Gymnastik und Körperbewegung

Zu dem bekannten Kinderlied *„Zeigt her eure Füßchen"* werden die entsprechenden Bewegungen gemacht:

1. Zeigt her eure Füßchen,	*Füße abwechselnd nach vorne und wieder zurück.*
Zeigt her eure Schuh,	
Und sehet den fleißigen Waschfrauen zu!	
I: Sie waschen, sie waschen,	*Mit den Händen Waschbewegungen ausführen.*
Sie waschen den ganzen Tag. :I	
2. Zeigt her eure Füßchen,	*Füße abwechselnd nach vorne und wieder zurück.*
Zeigt her eure Schuh,	
Und sehet den fleißigen Waschfrauen zu!	
I: Sie wringen, sie wringen,	*Mit den Händen Bewegungen des*
Sie wringen den ganzen Tag. :I	*Wringens ausführen.*
3. Zeigt her eure Füßchen,	*Füße abwechselnd nach vorne und wieder zurück.*
Zeigt her eure Schuh,	
Und sehet den fleißigen Waschfrauen zu!	
I: Sie hängen, sie hängen,	*Die Arme nach oben führen (Wäsche aufhängen),*
Sie hängen den ganzen Tag. :I	*dann wieder nach unten.*
4. Zeigt her eure Füßchen,	*Füße abwechselnd nach vorne und wieder zurück.*
Zeigt her eure Schuh,	
Und sehet den fleißigen Waschfrauen zu!	
I: Sie bügeln, sie bügeln,	*Bewegungen des Bügelns ausführen.*
Sie bügeln den ganzen Tag. :I	

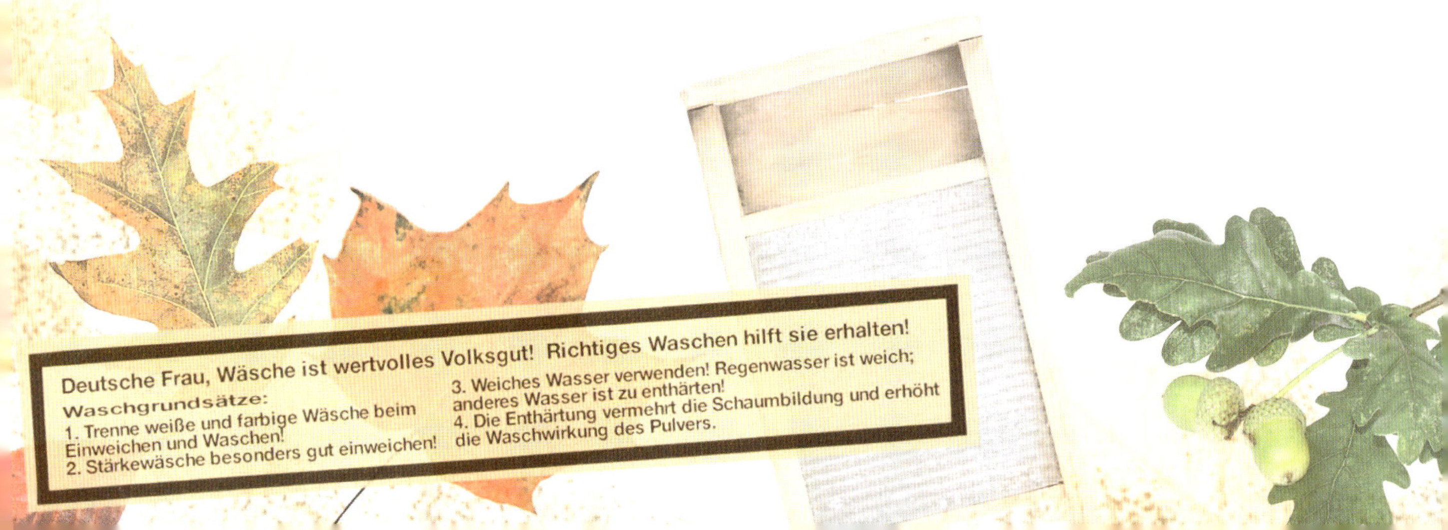

3. Zum Vorlesen

Die Haarbeutel – Fritze

Fritze war ein Ladenjüngling,
Dazu braver Eltern Sohn,
Und er stand bei Kaufmann Kunze
Schon ein Jahr in Konditschon.

„Fritze", sagte einstens Kunze,
„Ich muß eben mal wohin;
Mache keine dummen Streiche,
Wenn ich nicht zugegen bin."

Hiermit geht er aus der Türe.
Fritze hält das für ein Glück.
Er ergreift die Kümmelflasche,
Und dann beugt er sich zurück.

Sieh, da naht die alte Grete,
Eine Jungfer, ernst und still;
Sie verlangt nach grüner Seife,
Weil sie morgen waschen will.

Auch erhub sie eine Klage,
Daß sie's so im Leibe hat,
Weshalb sie vor allen Dingen
Erst um einen Kümmel bat.

Fritze zeigt sich dienstbeflissen.
Ihm ist recht konfus und wohl.
Statt der großen Kümmelflasche
Nimmt er die mit Vitriol.

Jungfer Grete, voller Freuden,
Greift begierig nach dem Glas;
Fritz, der grünen Seife wegen,
Beugt sich übers Seifenfaß.

Weh, was muß man nun erblicken?
Wo ist Fritzens Gleichgewicht?
Was sind dies für Angstgebärden
Hier auf Gretens Angesicht?

Fritze strampelt mit den Beinen,
Doch die Seife wird sein Grab;
Greten nagt die scharfe Säure
Ihre Mädchenseele ab.

Kümmel zieret keinen Jüngling,
Dazu ist er noch zu klein;
Und ein braves altes Mädchen
Muß nicht mehr so happig sein.

(Wilhelm Busch, 1832 – 1908)

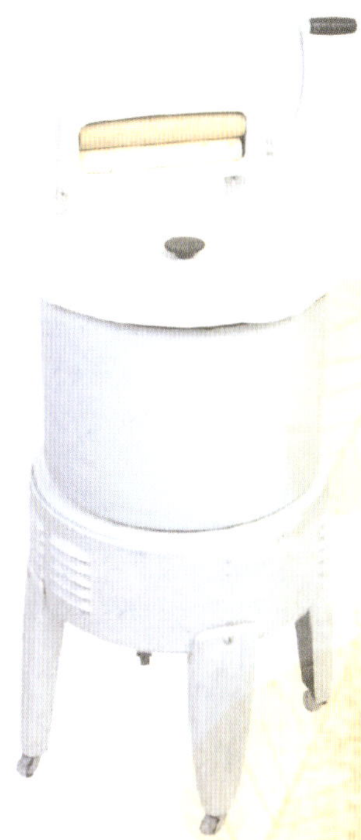

Anregung für die Sinne:
Kopieren Sie die Liste mit den Textilpflegesymbolen; händigen Sie den TN jedoch nur die Streifen mit den Symbolen aus. Gemeinsam wird überlegt: Was bedeuten die einzelnen Symbole?

4. Lied zum Abschluss

Zum Abschluss können weitere Strophen
des Liedes „Zeigt her eure Füßchen" gesungen werden:

5. Zeigt her eure Füßchen,
Zeigt her eure Schuh,
Und sehet den fleißigen Waschfrauen zu!
|: Sie schwatzen, sie schwatzen,
Sie schwatzen den ganzen Tag. :|

6. Zeigt her eure Füßchen,
Zeigt her eure Schuh,
Und sehet den fleißigen Waschfrauen zu!
|: Sie tanzen, sie tanzen,
Sie tanzen den ganzen Tag. :|

7. Zeigt her eure Füßchen,
Zeigt her eure Schuh,
Und sehet den fleißigen Waschfrauen zu!
|: Sie ruhen, sie ruhen,
Sie ruhen den ganzen Tag. :|

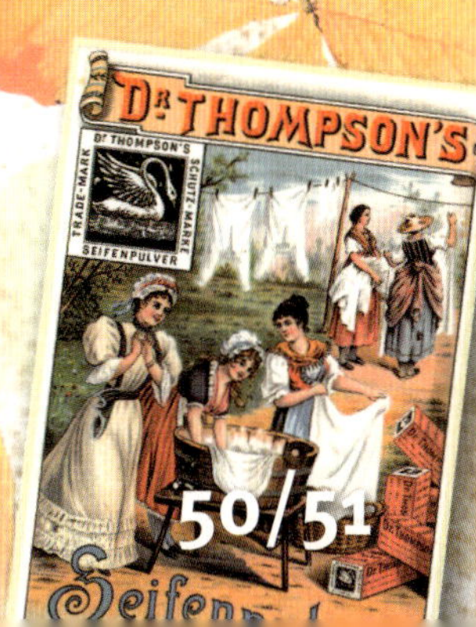

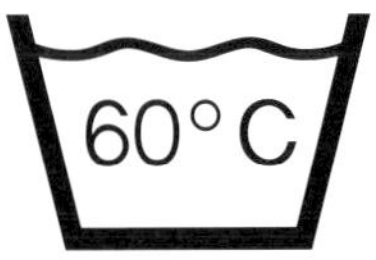

Waschen in der Waschmaschine, bei 60 Grad

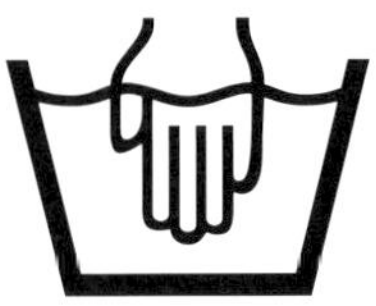

Handwäsche (kalt oder lauwarm, max. 40 Grad, besser 30 Grad)

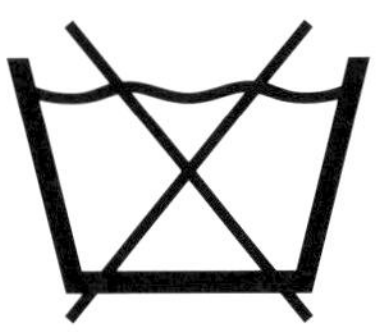

Nicht waschen (das heißt meist: reinigen) – manchmal wird das Andreaskreuz durch ein x oder xx ersetzt.

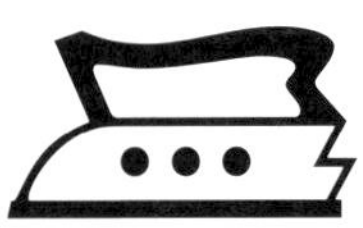

Bügeln heiß

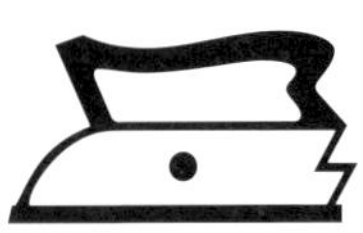

Bügeln mit lauem Eisen

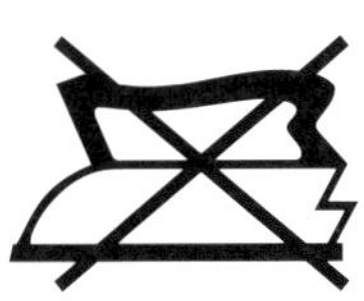

Nicht bügeln

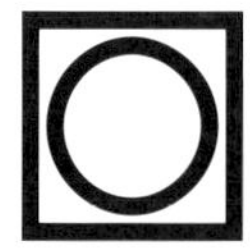

Trocknen im Wäschetrockner

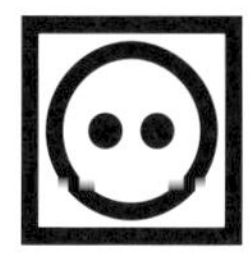

Trocknen im Trockner bei hoher Temperatur

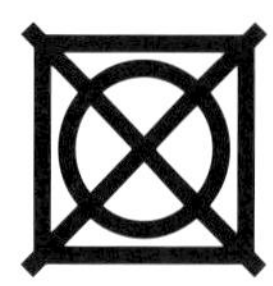

Nicht im Trockner trocknen

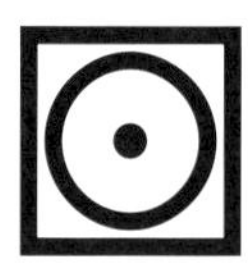

Trocknen im Trockner bei niedriger Temperatur

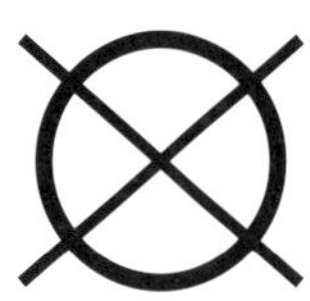

Keine chemische Reinigung

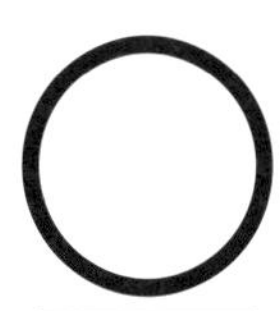

Schonende Reinigung (zwei Balken: extrem schonende Reinigung)

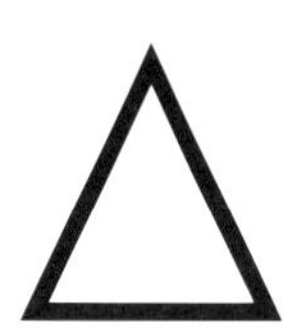

Bleichen erlaubt

14. Kapitel

Kleider machen Leute

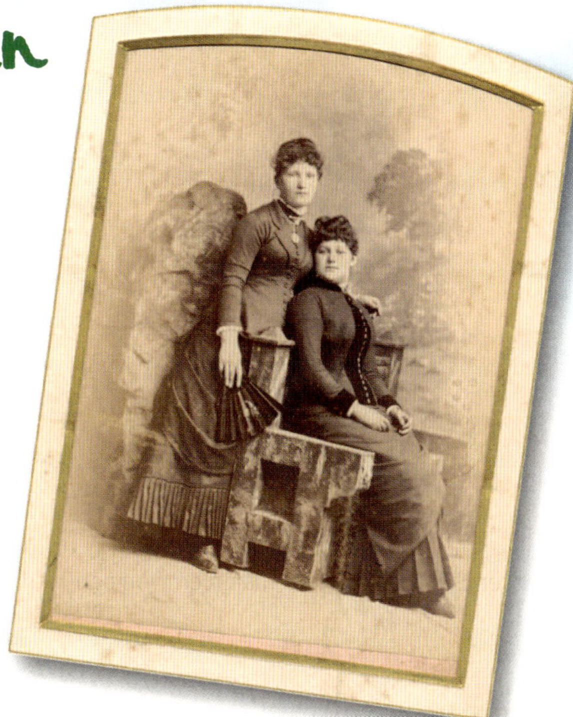

Material:
Verschiedene Stoffarten, z. B. Baumwolle, Nylon, Jeans, Seide, Samt, Taft, Wolle ... Evtl. diverse Kleidungsstücke wie Blusen, Handschuhe, Unterröcke, Schals, Tücher ... Modezeitungen oder Seiten aus Modekatalogen.

Vorbereitung:
Anregung: Die Stofflappen können auch auf Pappe oder Bierdeckel geklebt werden. Die zum Thema passenden Gegenstände oder Bilder werden gut sichtbar auf den Tisch gelegt.

1. Gespräch und Unterhaltung

Anregungen zum Gespräch:
Zur Einführung in das Thema: Jeder TN darf sich ein Stück Stoff aussuchen.

- Jeder von Ihnen hat sich einen bestimmten Stoff ausgewählt. Was gefällt Ihnen daran? (*Die Seide fühlt sich weich an, der Pelz sieht vornehm aus, das Stück Baumwollstoff erinnert an ein bestimmtes Kleid, dieser Stoff passt zur Bluse ...)*
- Was könnte man aus diesen Stoffen herstellen? *(Die Stoffe von den TN fühlen und betasten lassen.)*
  - Baumwolle: Kleidungsstücke wie T-Shirts, Blusen, Hosen usw. ... Außerdem Kissen, Bettbezüge, Vorhänge ...
  - Nylon: Strümpfe, Blusen, Oberhemden ...
  - Samt: vornehme Kleidung (in Samt und Seide!), edle Kissen ...
  - Seide: festliche Blusen, Schals, Tücher ...
  - Pelz: warme Mäntel und Jacken, Mützen, Muff ...
  - Leinen: Tischwäsche, Bettwäsche ...
- Haben Sie Ihre Kleidung selbst genäht oder nur im Warenhaus gekauft? Wurde Ihnen Kleidung von den älteren Geschwistern oder anderen Verwandten vererbt? *(Erzählen lassen.)*
- Worauf haben Sie beim Kauf oder beim Nähen der Kleidung besonders geachtet? Auf Haltbarkeit, Zweckmäßigkeit oder modischen Schnitt? *(Erzählen lassen.)*
- Welche Kleidung trugen Sie im Alltag? Was trugen Sie zu Hause, wie hatten Sie auf Ihrer Arbeitsstelle zu erscheinen? *(Während des Krieges und in der Nachkriegszeit waren viele Frauen als „Lückenbüßer" in Berufen außerhalb des Haushaltes tätig. Für die Haushaltsarbeiten waren Kittelschürzen praktisch.)*
- Hatten Sie besondere Kleidung für Sonn- und Festtage? Können Sie sich noch an Ihr schönstes Kleid erinnern? *(Erzählen lassen.)*

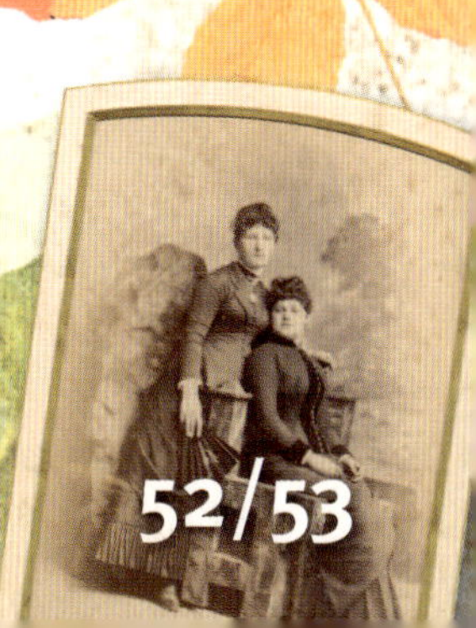

Ergänzen Sie:

- Das ist Jacke wie ... *(Hose)*!
- Der Angsthase hat ja die Hosen gestrichen ... *(voll)!*
- Jetzt setze dich gefälligst auf deinen Hosen... *(boden)*.
- Die Mutter zieht ihrem Kind die Hosen ... *(stramm)*.
- Du kleiner Hosen... *(matz)*!
- In manch einer Ehe hat die Frau die Hosen ... *(an)!*
- Ich gebe für dich mein letztes ... *(Hemd)*.
- Mir ist das Hemd näher als der ... *(Rock)*.
- Das letzte Hemd hat keine ... *(Taschen)*.
- Er schaut ganz schön dumm aus der ... *(Wäsche)*.
- Es gibt viel zu tun: jetzt heißt es Ärmel hoch... *(krempeln)*.
- Sie schüttelt etwas aus dem ... *(Ärmel)*.
- Ich habe eine reine ... *(Weste)!*
- Ich riskiere Kopf und ... *(Kragen)!*

Anregung für die Sinne:

Aus aktuellen Modezeitschriften oder Katalogen möglichst große Abbildungen mit den neuesten Modetrends zeigen.

Gemeinsam wird diskutiert: Wie gefällt Ihnen dieses Kleid/diese Kombination? Welcher Schmuck würde dazu passen? Welche Schuhe sehen dazu am besten aus?

Kleider machen Leute

Lassen Sie die Begriffe in Klammern von den TN ergänzen.

Am Samstag wollte ich mit meinem Mann zum Tanzen gehen. Da stand ich nun vor meinem Kleiderschrank. Ich konnte es drehen und ... *(wenden)* wie ich wollte: Mein bestes Kleid war mir zu eng geworden. Ich passte nur mit Müh und ... *(Not)* und mit Ächzen und ... *(Stöhnen)* hinein. Mein Mann stand schon gestiefelt und ... *(gespornt)* in Anzug und ... *(Krawatte)* zwischen Tür und ... *(Angel)*. Ich jammerte: „Was mache ich nur? Es zwickt und ... *(zwackt)* überall. Ich kann doch nicht in Sack und ... *(Asche)* gehen! Denn es ist bekanntlich so: Kleider machen ... *(Leute)!*" Ich wusste weder aus noch ... *(ein)*. Darauf sagte mein Mann – man höre und ... *(staune)*: „Weißt du was? Wir fahren jetzt in die Stadt und kleiden dich von Kopf bis ... *(Fuß)* neu ein. Dazu habe ich jetzt Lust und ... *(Laune)*! Und nächsten Samstag fahren wir zum Tanzen, und du bist meine Königin in Samt und ... *(Seide)!*"

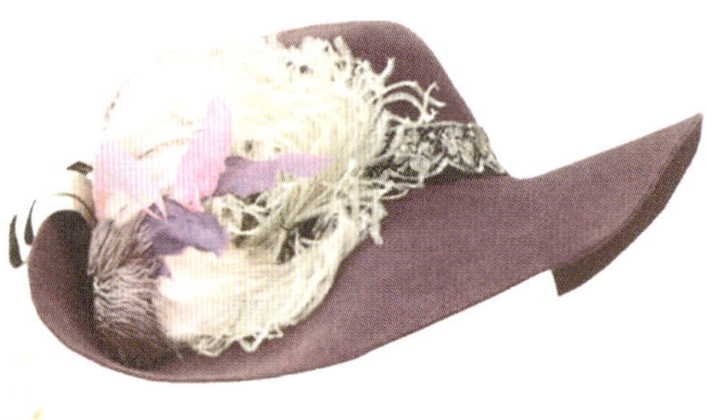

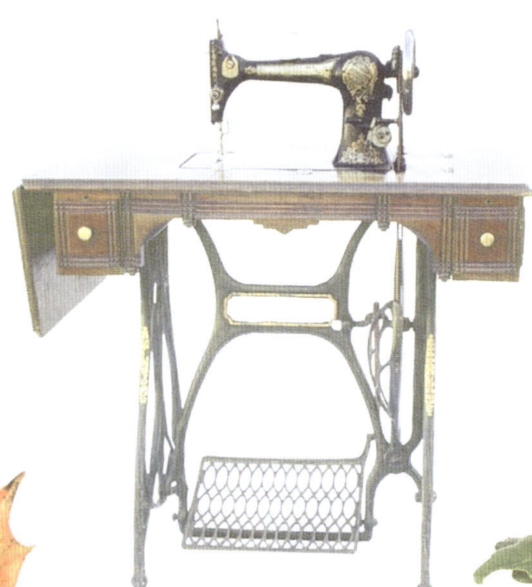

2. Gymnastik und Körperbewegung

Gymnastikübungen mit dem Kleiderbügel

Schrauben Sie von Holzbügeln die Haken ab – mit dem Holzstab kann man Gymnastikübungen durchführen.

- Den Holzbügel an einem Ende umfassen, senkrecht stellen und mit der linken und rechten Hand abwechselnd nach oben „klettern".
- Die Finger der beiden Hände „einflechten", d. h. die Finger werden abwechselnd unter und über den Holzstab gelegt.
- Den Bügel an beiden Enden umfassen. Die Arme mit dem Bügel nach oben strecken und wieder absenken. *(Achtung: Bei TN mit Herzproblemen diese Übung nur 2 – 3 Mal hintereinander ausführen!)*
- Den Bügel an beiden Enden umfassen. Die Arme vom Körper wegstrecken und wieder heranziehen. Übung mehrmals durchführen.
- Den Bügel an beiden Enden umfassen und wie ein Steuerrad drehen; dabei die Arme auch überkreuzen. Die Übung mehrmals durchführen, dabei auch das „Steuer" vom Körper wegdrehen und zum Körper hinziehen.
- Den Bügel an beiden Enden umfassen und wie ein „Stechpaddel" zuerst zur rechten Seite, dann zur linken Seite *(etwa auf Hüfthöhe)* führen. Übung mehrmals durchführen.

3. Zum Vorlesen

Ein Kleid für Sophie

Die erste alte Tante sprach:
Wir müssen nun auch dran denken,
Was wir zu ihrem Namenstag
Dem guten Sophiechen schenken.

Drauf sprach die zweite Tante kühn:
Ich schlage vor, wir entscheiden
Uns für ein Kleid in Erbsengrün,
Das mag Sophiechen nicht leiden.

Der dritten Tante war das recht:
Ja, sprach sie, mit gelben Ranken!
Ich weiß, sie ärgert sich nicht schlecht
Und muß sich auch noch bedanken.

(Wilhelm Busch, 1832 – 1908
Aus: Kritik des Herzens)

4. Lied zum Abschluss

Schneidri, schneidra, schneidrum

1. Schneidri, schneidra, schneidrum!
Schneidri, schneidra, schneidrum!
Ich bin der Meister Schneider
Und mach den Leuten Kleider
Im Lande weit herum.
Im Lande weit herum.

2. Ich Schneider bin ein Mann!
Ich Schneider bin ein Mann!
Kann einem neues Leben
Durch meine Arbeit geben,
Daß er sich zeigen kann.
Ich Schneider bin ein Mann.

3. Ich sitz und schau mich um:
Ich sitz und schau mich um:
Als wenn ich Kaiser wäre,
Mein Szepter ist die Schere,
Mein Tisch das Kaisertum.
Ich sitz und schau mich um.

4. Spott' keins der Schneider mehr!
Spott' keins der Schneider mehr!
Man halte sie in Ehren!
Wenn keine Schneider wären,
Wir liefen nackt herum.
Schneidri, schneidra, schneidrum!

(Fränkisches Volkslied)

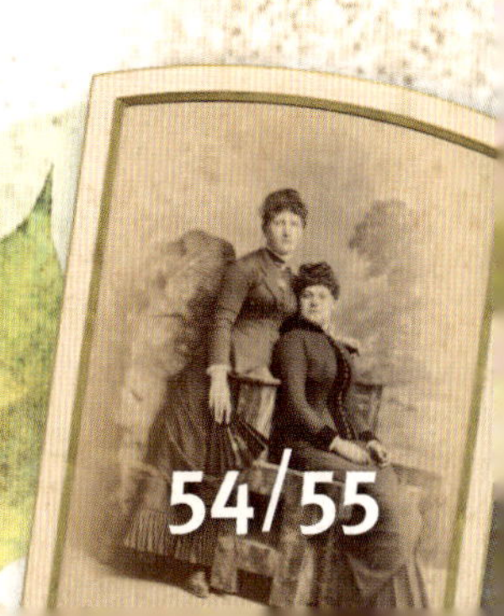

15. Kapitel

Taschen

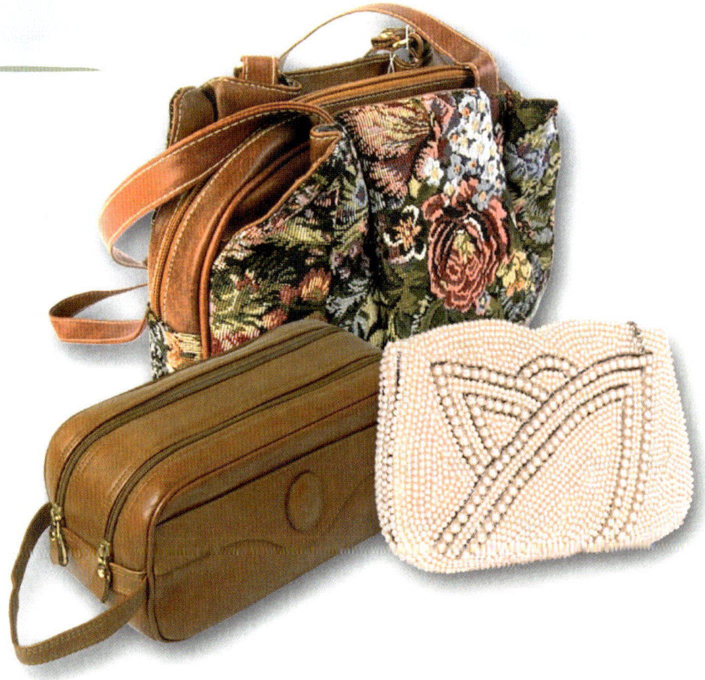

Material:

Eine Damenhandtasche mit Utensilien (z. B. Lippenstift, Puderdose, Taschenspiegel, Portmonee, Schlüsselbund, Taschentüchern, einem Fläschchen mit 4711 ...), evtl. falls zur Hand: Taschen in verschiedenen Formen und Ausführungen (z. B. Kosmetiktäschchen, Herrenhandtasche mit Schlaufen, Plastikbeutel, Kulturtasche, Abendtäschchen ...), für jeden TN ein Stofftaschentuch zur Aktivierung.

Vorbereitung:

Eine Damenhandtasche wird mit passenden Utensilien gefüllt (s. oben). Falls verschiedene Taschen vorhanden sind, werden diese gut sichtbar auf den Tisch gelegt. Sie dürfen auch durchaus angefasst werden!

1. Gespräch und Unterhaltung

Das Thema „Taschen“ beschäftigt sich mit einem sehr privaten, geschützten Bereich. Aus diesem Grund sollte eine Handtasche mit Inhalt speziell zum Vorführen in die Aktivierung einbezogen werden. Bitte niemanden zum Öffnen seiner Handtasche auffordern!

Anregungen zum Gespräch:

- Unser ganzes Leben lang tragen wir Dinge mit uns herum: Als Kind in den Hosentaschen, als Schulkind im Ranzen, als Hausfrau in der Einkaufstasche, als Berufstätiger in der Aktentasche, als Rentnerin in der Handtasche. Die eigene Tasche ist jedoch etwas ganz Privates, in das man nicht jeden hineinschauen lässt. Und trotzdem möchten wir schöne Taschen haben, die uns und anderen gut gefallen. Wie gefällt Ihnen diese Tasche? *(Die Tasche wird reihum gereicht, jeder darf sie öffnen und hineinschauen. Die TN werden von ihrer eigenen Lieblingshandtasche erzählen.)*
- Falls mehrere Handtaschen vorhanden sind: Welche von diesen Handtaschen gefällt Ihnen am besten? Fassen Sie sie ruhig an!
- Warum ist für uns alle eine Handtasche so wichtig? *(Erzählen lassen: Hierin bewahrt man sowohl private Dinge auf, die man gerne bei sich haben möchte als auch Dinge, die Sicherheit geben, wie Geld und Schlüssel.)*
- Was gehört alles in eine Handtasche? *(Schlüssel, Papiere, Geld, Fahrkarte, Bilder der Kinder, Erfrischungstücher, Kamm ... Die Fachkraft kann an dieser Stelle die vorbereitete Damenhandtasche nehmen und die darin befindlichen Gegenstände einzeln herausnehmen, hochhalten und nach dem Begriff fragen.)*
- Fehlt irgendetwas in dieser Tasche, was Sie noch wichtig finden? *(Ergänzen lassen.)*
- Gibt es Gegenstände, die speziell Männer in ihrer Tasche mitnehmen? *(Taschenmesser, lose Münzen, Herrentaschentuch ...)*

  ISBN 978-3-86630-067-5

(Fortsetzung von Seite 54)

- Es gibt in der Modewelt eine Regel, dass Schuhe und Handtasche farblich zueinander passen sollten. Was meinen Sie dazu? *(Erzählen lassen.)*
- Können Sie sich noch an Ihre erste Handtasche erinnern? Haben Sie sie selbst gekauft oder geschenkt bekommen? *(Erzählen lassen.)*
- Haben Sie als Kind auch einmal die Tasche Ihrer Eltern/Mutter ausgeräumt? War das erlaubt? *(Erzählen lassen.)*
- Kinder bewahren alles, was für sie wichtig ist, in der Hosentasche auf. Können Sie sich eventuell noch daran erinnern, was Sie bei Ihren Kindern schon einmal vor dem Waschen aus der Hosentasche entfernt haben? *(Erzählen lassen.)*

Für bestimmte Taschen gibt es weitere Begriffe:

- Schultasche … *(Ranzen, Tornister, „Affe“)*
- Aktentasche … *(Aktenmappe, Aktenkoffer)*
- Einkaufstasche … *(Beutel, Tüte – je nach Beschaffenheit)*
- Tasche für Brille … *(Etui)*
- Geldtasche … *(Portmonee, Geldbeutel)*

Kleines Taschen-Quiz:

- Ich lese gerne in einem Taschen... *(buch)*.
- Die Enkelkinder bekommen jeden Sonntag Taschen... *(geld)*.
- Wie spät ist es? Hat jemand eine Taschen... *(uhr)?*
- Manche Kinder lesen unter der Bettdecke mit Hilfe einer Taschen... *(lampe)*.
- Für diese Rechnung brauche ich einen Taschen... *(rechner)!*
- Bei Schnupfen brauche ich ganz viele Taschen... *(tücher)!*
- Eine schwäbische Spezialität sind die Maul... *(taschen)!*

Ergänzen Sie:

- Ich kenne diese Gegend wie meine Westen... *(tasche)!*
- Der Geizige hält die Hand auf der ... *(Tasche)*.
- Kinder sollten den Eltern nicht zu lange auf der Tasche ... *(liegen)*.
- Manchmal muss man die Faust in der Tasche *(ballen/machen)*.
- Gute Gesellen haben den Vertrag schnell in der ... *(Tasche)!*
- Mancher Mann wird von seiner Frau in die ... *(Tasche gesteckt)*.
- Zur Erinnerung mache ich mir einen Knoten ins Taschen... *(tuch)!*

3. Zum Vorlesen

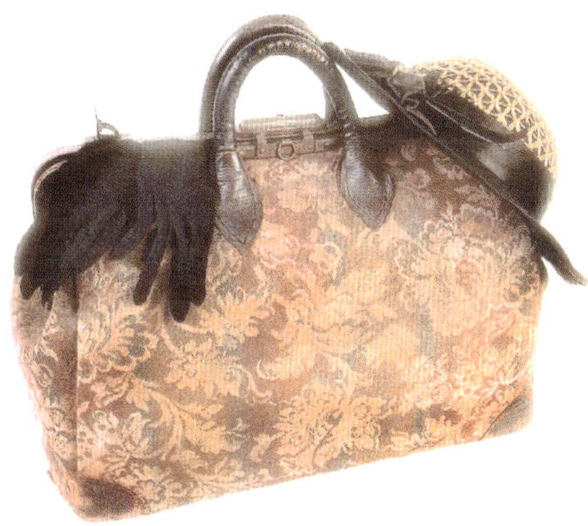

Lächelnde Einsicht

Es hilft uns kein Gedeutel,
so nimm es, wie es fällt:
Der eine hat den Beutel,
der andre hat das Geld.

Es lässt sich nichts erklopfen:
Der eine hat den Wein,
der andre hat die Propfen.
Man muss zufrieden sein!

(Theodor Fontane, 1819 – 1898)

Anregung für die Sinne:

Die Damenhandtasche kann man noch einmal für eine KIM-Übung verweden. Gemeinsam wird überlegt: Was befindet sich alles in der Tasche? Die Fachkraft entnimmt die Gegenstände, die richtig genannt werden, der Tasche und legt sie gut sichtbar auf den Tisch.

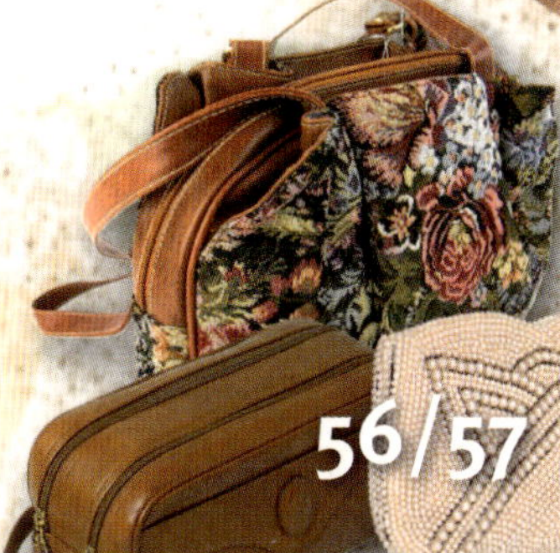

4. Lieder zum Abschluss

Ich armes welsches Teufli

Ich armes welsches Teufli
bin müde vom Marschieren,
bin müde vom Marschieren.
Ich hab verlorn' mein Pfeifli
aus meinem Mantelsack,
aus meinem Mantelsack.
Ich glaub', ich hab's gefunden,
was du verloren hast,
was du verloren hast.

(Dreistimmiger Kanon)

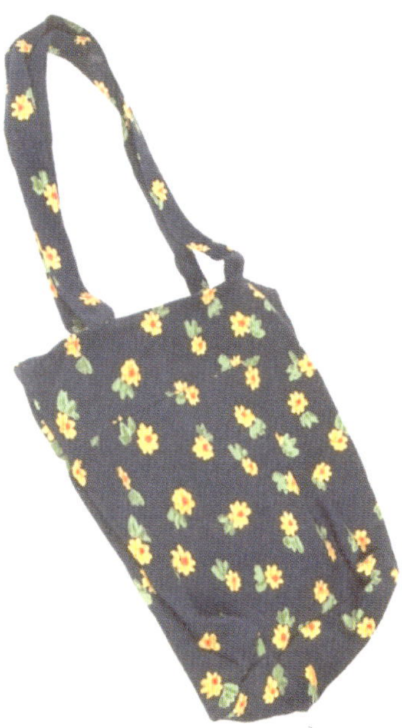

Heute wollen wir das Ränzlein schnüren

1. Heute wollen wir das Ränzlein schnüren,
laden Lust und Frohsinn mit hinein,
golden strahlt die Sonne uns zur Freude,
lockend schallt der Amsel Ruf im Hain.

Refrain
Jauchze, Fiedel,
singt ein Liedel,
laßt die Sorgen all zu Haus,
|: denn wir fahren, denn wir fahren,
denn wir fahren in die Welt hinaus. :|

2. Haben wir des Berges Höh erklommen,
schauen lachend wir ins Tal zurück.
Lebet wohl, ihr engen, staubgen Gassen,
heute winkt uns der Scholaren Glück.

Refrain

3. Unser ist des heilgen Waldes Dunkel,
wie der blühend Heide Scharlachkleid
und des Kornes reife, goldne Wogen,
all das Blühen, Werden weit und breit.

Refrain

*(Heute wollen wir das Ränzlein schnüren,
Text und Melodie: Reinhold Schaad
© Voggenreiter Verlag, Bonn)*

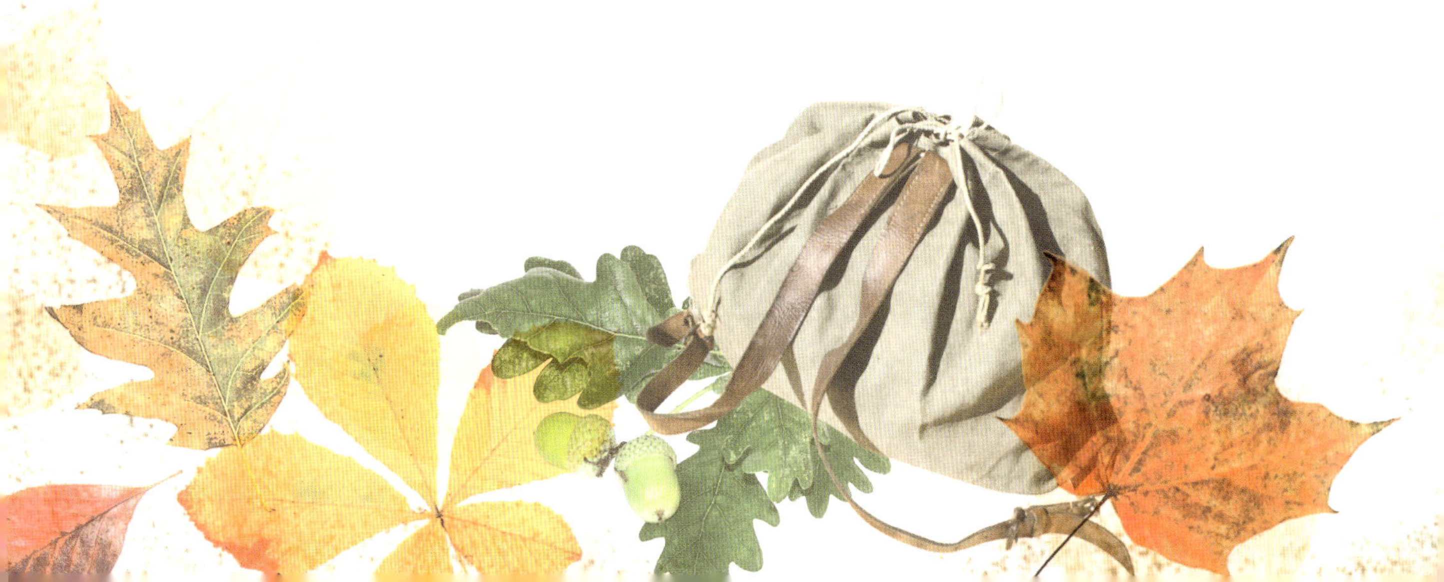

16. Kapitel

Kirmes

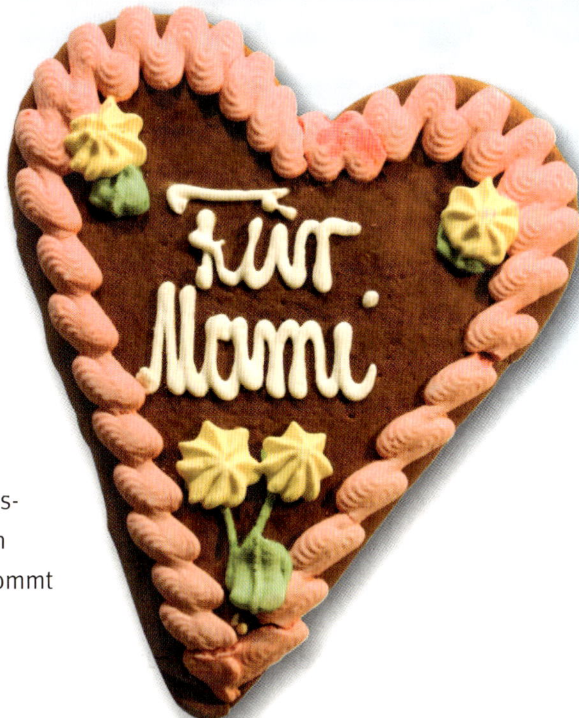

Material:
Für jeden TN 1 DIN A4 Blatt feste bunte Pappe, buntes Band oder Kordel.

Vorbereitung:
Für jeden TN das Herz (KV) auf feste bunte Pappe kopieren, ausschneiden, an der Oberseite lochen und eine bunte Kordel zum Umhängen befestigen. Zu Beginn der Aktivierungseinheit bekommt jeder TN ein Herz auf den Platz gelegt.

1. Gespräch und Unterhaltung

Anregungen zum Gespräch:

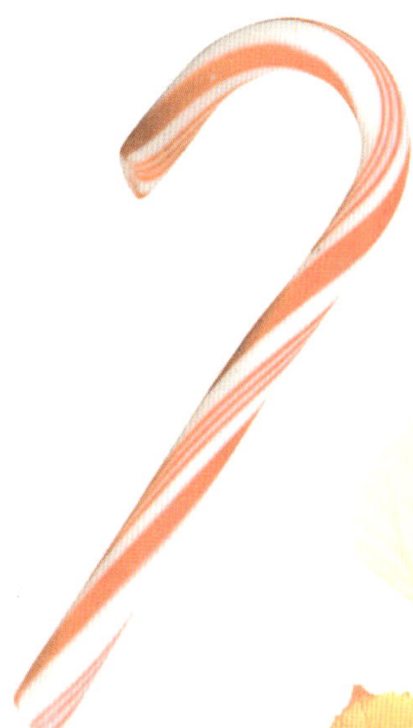

- Diese Herzen sind aus Pappe; aus welchem Material sind diese Herzen normalerweise? *(Lebkuchenteig)*
- Wo kann man diese Lebkuchenherzen kaufen? *(Auf der Kirmes, auf dem Jahrmarkt oder Rummelplatz.)*
- Sie dürfen Ihr Herz jetzt umhängen! Hat Ihnen früher schon einmal jemand ein solches Herz gekauft? Wer war das? Können sie sich noch erinnern, was auf dem Herz zu lesen war? *(Erzählen lassen.)*
- Können Sie sich noch an Ihren ersten Kirmesbesuch/Rummelplatzbesuch erinnern? *(Erzählen lassen.)*
- Was gibt es denn sonst noch alles auf der Kirmes? *(Gebrannte Mandeln, Zuckerwatte, Backfisch, Karussells, Kettenkarussell, Schießbude, Achterbahn ...)*
- Bekamen Sie als Kind „Kirmesgeld“? Und von wem? *(Erzählen lassen. Meistens gab es Geld von den Großeltern, Eltern und/oder Paten.)*
- Wie lange dauerte früher die Kirmes? *(Erzählen lassen. Früher wurde oft eine Woche lang Kirmes gefeiert. Manch einer reservierte sich dafür sogar drei Tage vom Jahresurlaub, denn der Samstag war früher ein regulärer Arbeitstag! Mit dem Verbrennen einer Strohpuppe oder des Zachäus klang die Kirmes dann oft aus – je nach Region.)*
- Gab es früher auch abends Tanz im Kirmeszelt? *(Erzählen lassen.)*

2. Gymnastik und Körperbewegung

Auf der Achterbahn: Bewegungsübungen aus dem Brain Gym®

Die folgenden Übungen stammen aus dem „Brain Gym®". Grundsätzliches dazu: Brain Gym®-Übungen („Gehirngymnastik") sollen die Zusammenarbeit der rechten und linken Hirnhälfte verbessern und dadurch helfen, Konzentrationsstörungen und Denkblockaden abzubauen.

Liegende Acht (Augenacht)

1. Den linken Arm ausstrecken, dann von der Mittellinie (Nasenspitze) aus mit der linken Hand eine liegende Acht (Unendlichkeitszeichen) aufwärts beginnend in die Luft zeichnen (jeweils 5 – 10 Mal).
2. Dann den rechten Arm ausstrecken und mit der rechten Hand eine liegende Acht aufwärts beginnend in die Luft zeichnen (jeweils 5 – 10 Mal).

Das gesamte Gesichtsfeld und die volle Reichweite der Arme sollten genutzt werden. Die Augen folgen der Hand so weit wie möglich in alle Richtungen, dabei sollte sich der Kopf möglichst nicht mit bewegen. Durch diese „Überkreuzübung" wird u. a. das beidäugige und periphere Sehen gefördert.

Ohrenacht

1. Man legt das rechte Ohr auf die rechte Schulter, so dass der ausgestreckte rechte Arm einen rechten Winkel zum Körper aufweist. Man schaut auf die ausgestreckten Fingerspitzen und malt (von der Mittellinie nach oben beginnend) eine liegende Acht. Diese Übung 5 – 10 Mal durchführen.
2. Die gleiche Übung wird dann mit der linken Seite durchgeführt.

Bitte darauf achten, dass sich der ganze Körper mitbewegt! Die Übung soll das Innenohr für das Gleichgewicht aktivieren, gut für das Kurz- und Langzeitgedächtnis sowie hilfreich bei allen Sprachschwierigkeiten sein.

Rezept für „Omas gebrannte Mandeln"

Zutaten für 4 Portionen:

- 200 g Mandeln
- 100 g Zucker
- 1 Päckchen Vanille-Zucker
- 125 ml Wasser
- etwas Zimt

Mandeln, Zucker und Wasser in einen Topf geben und zum Kochen bringen. Unter ständigem Umrühren warten, bis das Wasser verkocht ist. Auf kleiner Flamme weiter drehen, bis der Zucker zu Sirup wird und sich um die Mandeln legt. Meist ist dabei ein leises Knacken zu hören. Mandeln auf gefettetes Backpapier geben und mit 2 Gabeln solange wenden, bis sie nicht mehr aneinanderkleben. Zum Schluss eine Prise Zimt dazugeben.

Zubereitungszeit: ca. 20 Minuten

Anregung für die Sinne:

Bereiten Sie gebrannte Mandeln zu! Frische Mandeln sind noch recht weich beim Verzehr und es duftet einfach köstlich wie auf der Kirmes! Die Herstellung ist ganz einfach (s. Rezept).

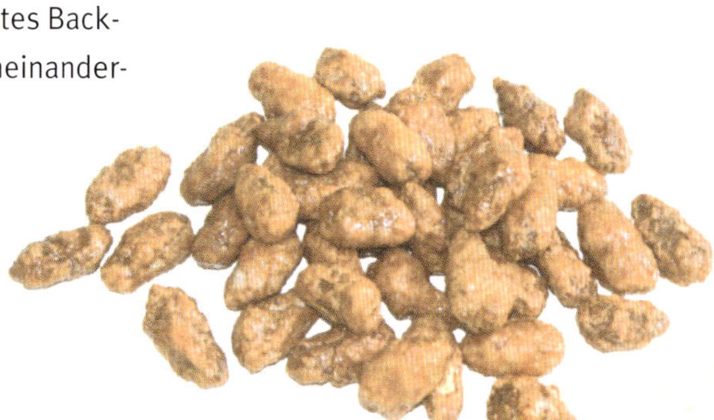

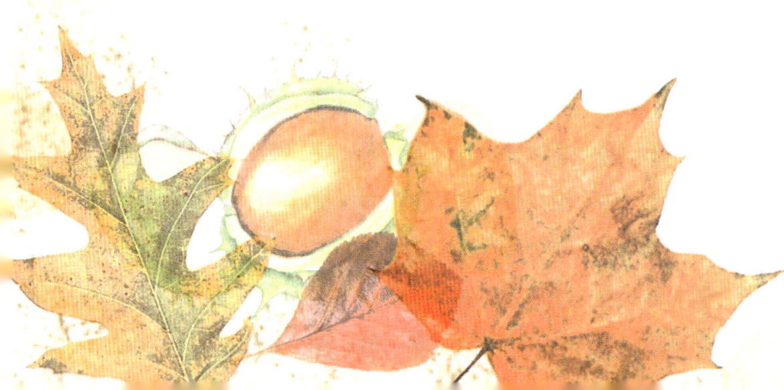

3. Zum Vorlesen

Kirmestanz

Kirmes ist, ihr lieben Leute,
denn die Ernte ist vorbei.
Darum lasst uns tanzen heute,
tanzen, tanzen mit Juchhei!
Horch, schon tönt die Klarinette,
nette, nette, nette, nette.
Nette Leute sind wir ja,
und zur Kirmes sind wir da.

Wie sich die Posaunen recken,
und die Pfeifen tönen hell!
Jürge schlägt die türkschen Becken,
prügelt auch das Paukenfell.
Und es quiekt die Violine,
line, line, line, line.
Line, mit mir tanze doch.
Line, einen Hopser noch!

Allen schmeckt das Bier gar prächtig,
doch am besten schmeckts dem Baß.
Züge tat er tief und mächtig,
ausgeleert ist schon das Faß.
Auf dem Faß steht der Trompeter,
peter, peter, peter, peter.
Peter, ach, ich kann nicht mehr!
Peter, ach, mir wirds zu schwer!

Schaut, der Schulze selbst, der dicke,
dreht sich heut im raschen Schritt!
Jung und alt mit frohem Blicke,
auch die Kinder tanzen mit.
Um die Linde gehts geschwinde,
winde, winde, winde, winde.
Winde heut zum Kirmestanz,
Mädel, dir ins Haar den Kranz!

(Rudolf Löwenstein, 1819 – 1891)

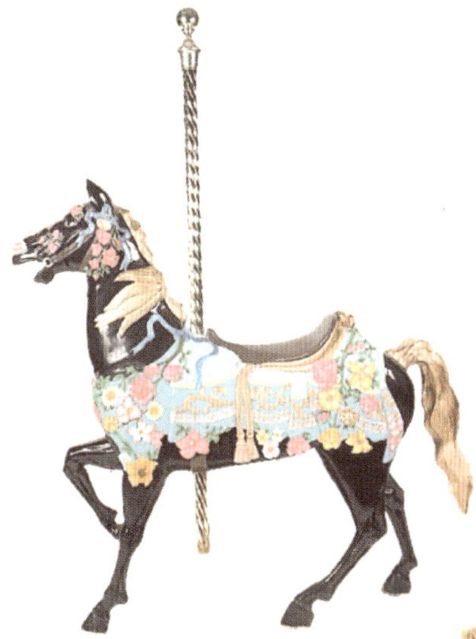

4. Lied zum Abschluss

Brüderchen, komm, tanz mit mir

1. Brüderchen, komm, tanz mit mir!
Beide Hände reich' ich dir.
Einmal hin, einmal her,
Rundherum, es ist nicht schwer!

2.Tanzen soll ich armer Wicht,
Schwesterchen, und kann ich nicht.
Darum zeig mir, wie es Brauch,
Daß ich Tanzen lerne auch!

3. |: Mit den Füßchen tapp tapp tapp,
Mit den Händchen klapp klapp klapp,
Einmal hin, einmal her,
Rund herum, es ist nicht schwer! :|

4. Ei, das hast du gut gemacht!
Ei, das hätt' ich nicht gedacht!
Seht mir doch den Hänsel an,
Wie der Tanzen lernen kann!

5. |: Mit dem Köpfchen nick nick nick,
Mit den Fingerchen tick tick tick,
Einmal hin, einmal her,
Rund herum, es ist nicht schwer! :|

(Aus der Oper „Hänsel und Gretel" nach dem Märchen der Brüder Grimm)

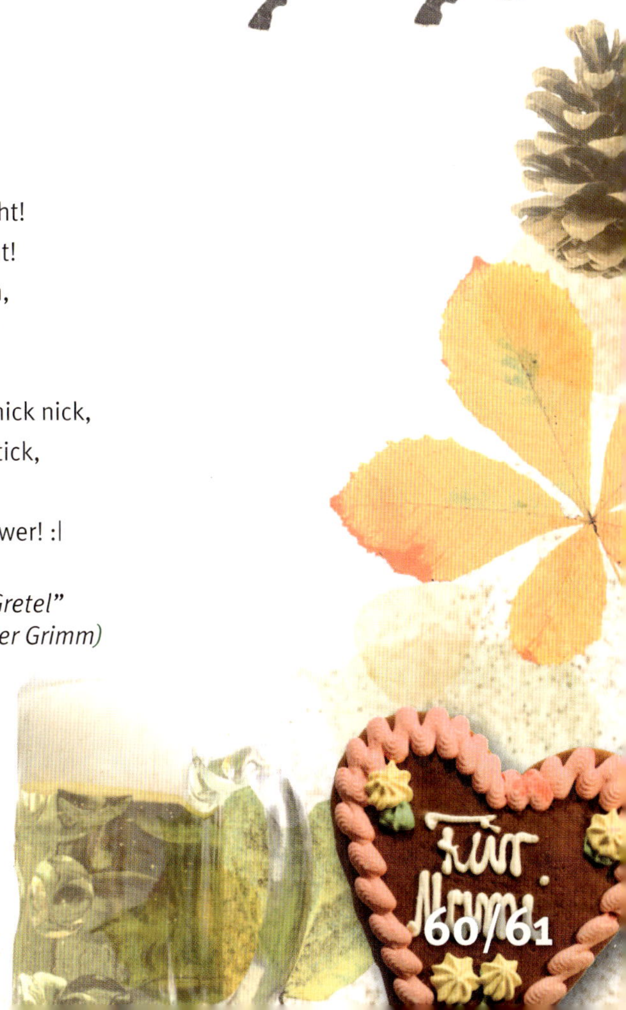

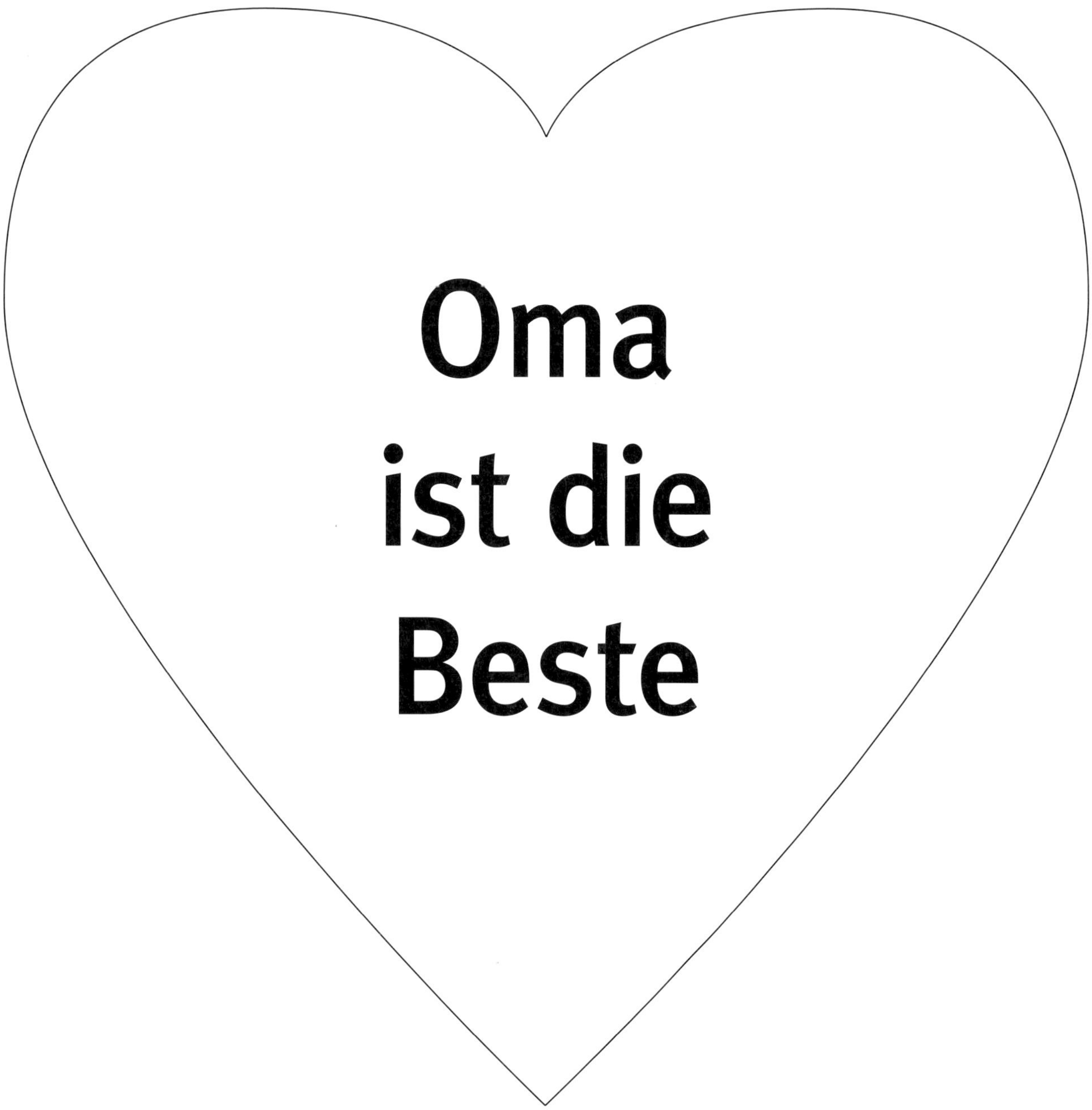
Oma
ist die
Beste

Schule

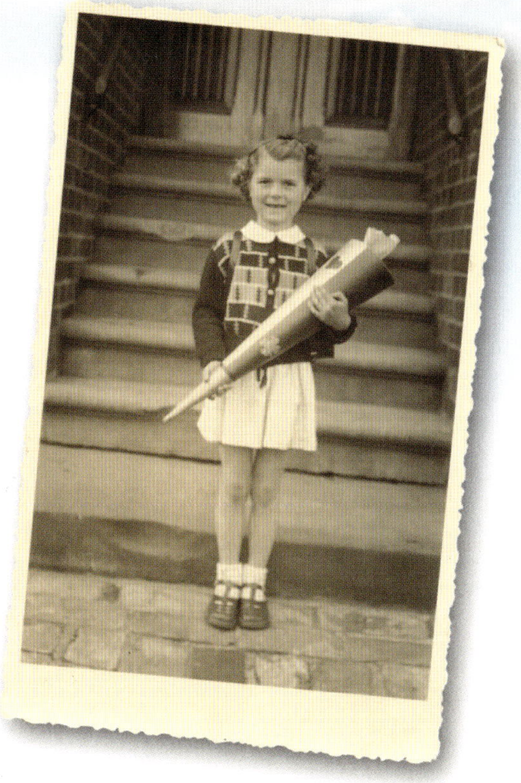

Material:

Wenn vorhanden, Schulmaterialien aus früherer Zeit, wie z. B. Ranzen, Tafel, Griffel, Rechenschieber ... (ersatzweise kann man auch Utensilien eines Schulkindes von heute mitbringen). Für die Aktivierungsübung eine Packung „Russisch Brot", das ist Gebäck in Buchstabenform.

Vorbereitung:

Die Schulutensilien werden als Dekoration gut sichtbar auf den Tisch gelegt.

1. Gespräch und Unterhaltung

Anregungen zum Gespräch:

- Ein überlieferter Kinderreim (zu singen auf die Melodie: *„Leise rieselt der Schnee"*) lautet:

  „Leise rieselt die vier,
  übers Zeugnispapier,
  hört nur, wie lieblich es schallt,
  wenn eine Ohrfeige knallt!"
- Welche Strafmethoden übten Ihre Lehrer während der Schulzeit aus? Hatten Sie mehr Angst oder Respekt vor Ihrem Lehrer oder Ihrer Lehrerin? *(Schläge mit dem Rohrstock, Nachsitzen, Strafarbeiten, in die Ecke stellen ... Erzählen lassen.)*
- Wie sah Ihr Schulranzen aus? *(Es gab damals sog. „Affen", das waren Tornister mit Fell auf der Klappe. Manche Kinder mussten – besonders nach dem Krieg – mit Einkaufstaschen zur Schule gehen, weil viele Familien alles verloren hatten.)*
- Beschreiben Sie, was alles im Schulranzen war! *(Schiefertafel mit Lappen, der seitlich aus dem Ranzen heraushing, Griffel, Griffeldose, Schwamm, Fibel ...)*
- Womit wurden die Griffel angespitzt? *(Zuhause mit dem Küchenmesser.)*
- Welche Fächer wurden unterrichtet? *(Lesen, Schreiben, Rechnen, Religion, Heimatkunde, Turnen, Handarbeiten ...)*
- Hatten Sie Lieblingsfächer? Welche waren das? *(Erzählen lassen.)*
- Gab es zu Ihrer Zeit Belohnung für Fleiß in der Schule? *(Früher wurden die Kinder in der Schule für besondere Leistungen mit Fleißkärtchen belohnt. Diese Fleißkärtchen – auch Belobigungszettel genannt – tauchten erstmals im 19. Jahrhundert auf. Diese Kärtchen sollten den Kindern einen Anreiz bieten, sich auch wirklich anzustrengen. In katholischen Schulen wurden auch oft Heiligen- oder Engelsbildchen an die Kinder verteilt. Manche Fleißkärtchen waren mit Sprüchen versehen wie z. B. „Fahre fort, fleißig und folgsam zu sein!")*

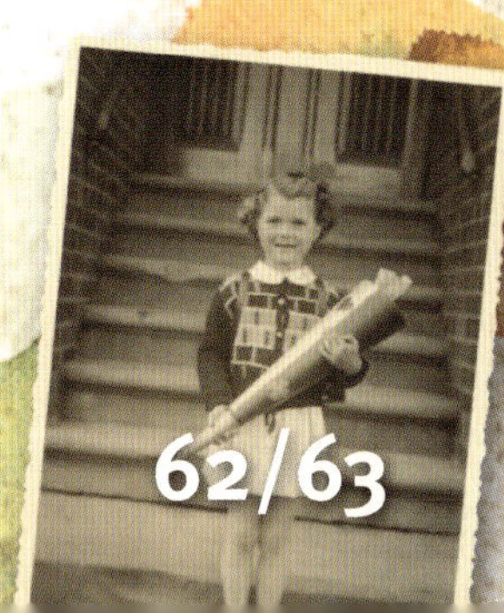

  ISBN 978-3-86630-067-5

(Fortsetzung von Seite 61)

- Erinnern Sie sich noch an die Zeit als „ABC-Schütze“ oder „I-Dotz“, wie man in manchen Gegenden sagt? Wurden bei Ihnen mehrere Klassen gleichzeitig unterrichtet? Waren Jungen und Mädchen zusammen in einem Klassenraum? *(Erzählen lassen.)*
- Wie sind Sie zur Schule gekommen? *(Zu Fuß, mit dem Schulbus, mit Pferd und Wagen ... Erzählen lassen.)*
- Was ist eine Zwergschule? *(Eine Zwergschule ist eine kleine Schule, in der alle Kinder in einer Klasse unterrichtet werden. Heute gibt es nur noch ganz wenige Zwergschulen, z. B. auf Halligen.)*
- Was war ein „Mikätzchen“? *(Lehrer/Innen mit Kurzausbildung, genannt nach dem Kultusminister Mikatz.)*

2. Gymnastik und Körperbewegung

Die Fachkraft lässt jeden TN in die Packung mit „Russisch Brot“ greifen.
Wenn jeder einen Buchstaben gezogen hat, hält der erste TN seinen Buchstaben hoch, nennt ihn noch einmal laut und bildet ein Wort mit diesem Anfangsbuchstaben. Hier können alle mithelfen! Nun geht es der Reihe nach weiter.
Zum Schluss dürfen die Buchstaben aufgegessen werden.

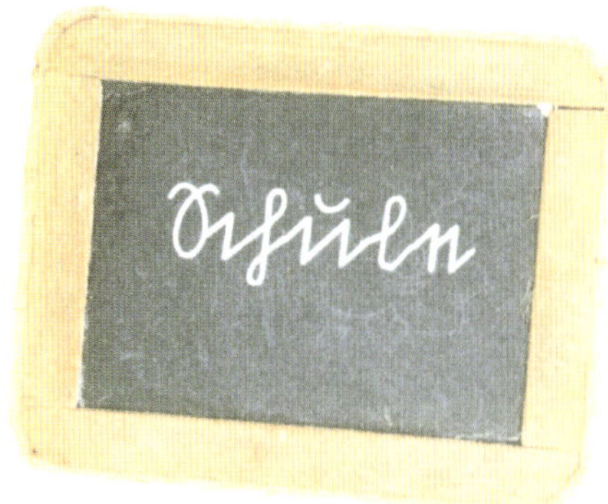

3. Zum Vorlesen

Der Weg zur Schule

Im Winter, wenn es frieret,
Im Winter, wenn es schneit,
Dann ist der Weg zur Schule
Fürwahr noch mal so weit.

Und wenn der Kuckuck rufet,
Dann ist der Frühling da,
Dann ist der Weg zur Schule
Fürwahr noch mal so nah.

Wer aber gerne lernet,
Dem ist kein Weg zu fern:
Im Frühling wie im Winter
Geh' ich zur Schule gern.

(August Heinrich Hoffmann von Fallersleben, 1798 – 1874)

Anregung für die Sinne:

Fünf Gegenstände aus der Schulzeit, die sich durch Oberflächenstruktur und Form unterscheiden, müssen in Beuteln ertastet werden. Dies können z. B. sein: Anspitzer, Radiergummi, Griffeldose, ein Holzbuchstabe, Bleistift, kleine Schiefertafel usw.

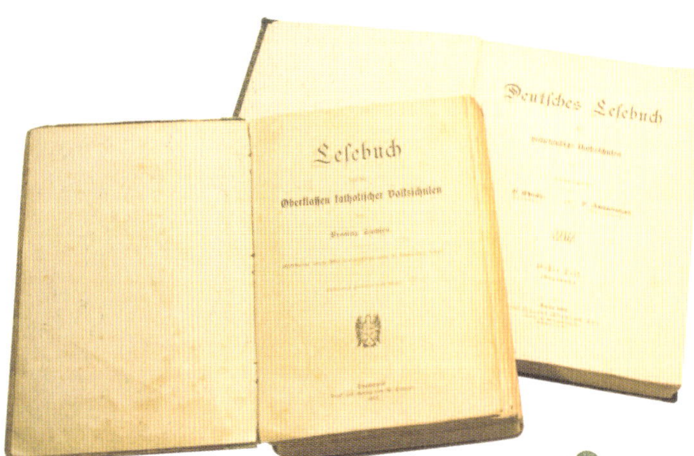

4. Lied zum Abschluss

Das arme Dorfschulmeisterlein

1. In einem Dorf im Schwabenland,
da lebt, uns allen wohlbekannt, wohlbekannt,
da wohnt in einem Häuslein klein
das arme Dorfschulmeisterlein,
da wohnt in einem Häuslein klein
das arme Dorfschulmeisterlein.

2. Des Sonntags ist er Organist,
des Montags fährt er seinen Mist,
des Dienstags hütet er die Schwein,
das arme Dorfschulmeisterlein.

3. Des Mittwochs fährt er in die Stadt
und kauft, was er zu kaufen hat,
'nen halben Hering kauft er ein,
das arme Dorfschulmeisterlein.

4. Des Donnerstags geht er in die Schul
und legt die Buben übern Stuhl.
Er haut solange bis sie schrein,
das arme Dorfschulmeisterlein.

5. Und wenn im Dorfe Hochzeit ist,
dann könnt ihr sehen, wie er frisst.
Was er nicht frisst, das steckt er ein,
das arme Dorfschulmeisterlein.

6. Und wird im Dorf ein Kind getauft,
dann könnt ihr sehen, wie er sauft.
Elf Halbe schüttet er sich ein,
das arme Dorfschulmeisterlein.

7. Und wird im Dorf ein Schwein geschlacht',
dann könnt ihr sehen, wie er lacht.
Die größte Wurst ist ihm zu klein,
dem armen Dorfschulmeisterlein.

8. Und wenn's im Dorfe einmal brennt,
dann könnt ihr sehen, wie er rennt.
Die nächste Ecke rennt er ein,
das arme Dorfschulmeisterlein.

(Volksweise, die es in verschiedenen Varianten gibt, Verfasser unbekannt)

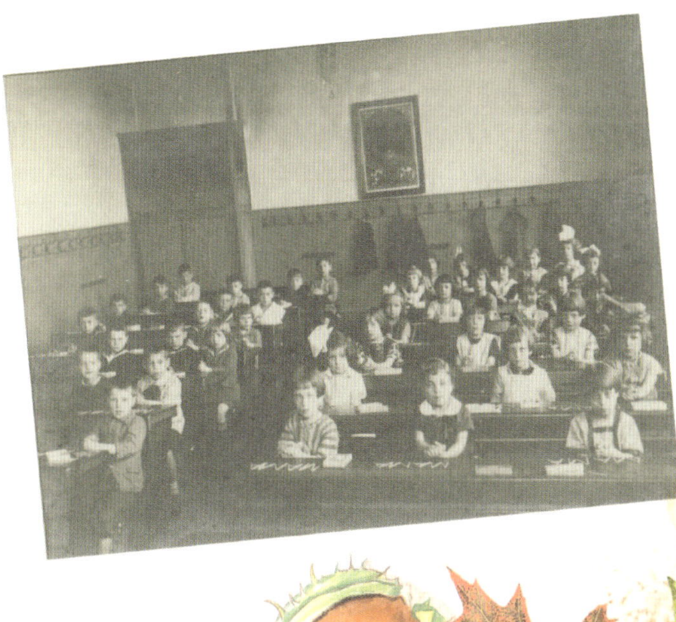

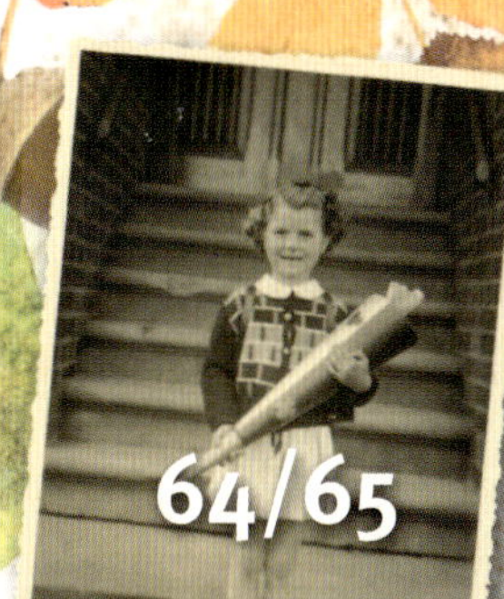

18. Kapitel

Lehrjahre sind keine Herrenjahre

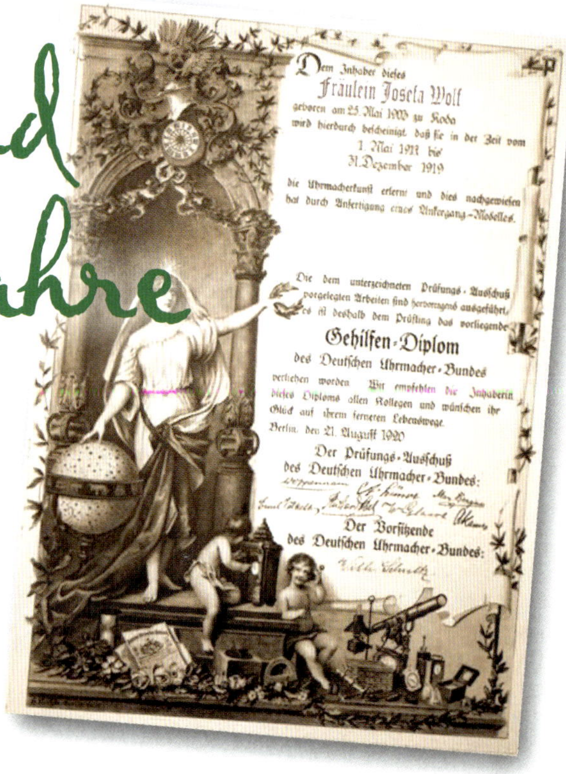
Dem Inhaber dieses
Fräulein Josefa Wolf
geboren am 25. Mai 1903 zu Koda
wird hierdurch bescheinigt, daß sie in der Zeit vom
1. Mai 1917 bis
31. Dezember 1919
die Uhrmacherkunst erlernt und dies nachgewiesen hat durch Anfertigung eines Ankergang-Modelles.

Die dem unterzeichneten Prüfungs-Ausschuß vorgelegten Arbeiten sind hervorragend ausgeführt, es ist deshalb dem Prüfling das vorliegende

Gehilfen-Diplom

des Deutschen Uhrmacher-Bundes

verliehen worden. Wir empfehlen die Inhaberin dieses Diploms allen Kollegen und wünschen ihr Glück auf ihrem ferneren Lebenswege.

Berlin, den 21. August 1920

Der Prüfungs-Ausschuß
des Deutschen Uhrmacher-Bundes:

Der Vorsitzende
des Deutschen Uhrmacher-Bundes:

Material:
Kein Material erforderlich.

Vorbereitung:
Evtl. ein Gehilfen-Diplom fotokopieren. In jeder Zeitung wird über die Gesellenprüfungen berichtet. Einen solchen Bericht könnte man zur Gesprächsrunde heranziehen.

1. Gespräch und Unterhaltung

Anregungen zum Gespräch:

- Von welcher Ausbildung, welchem Beruf haben Sie als junge Frau/junger Mann geträumt? Durften Sie diese Ausbildung machen? *(Erzählen lassen.)*
- Haben Sie in der Lehrzeit Geld bekommen? *(Früher war es üblich, dass man für eine Lehrstelle bezahlen musste, man musste „Lehrgeld zahlen“. Dafür erhielt der Lehrling auch Unterkunft und Verpflegung. Erst nach 1945 wurde auf das Lehrgeld verzichtet und ab 1969 wurde es Pflicht, dass die Lehrlinge eine Ausbildungsvergütung bekommen.)*
- Falls Sie eine Lehre gemacht haben: Bekamen Sie auch eine Urkunde? *(Evtl. Urkunde von früher und von heute im Vergleich zeigen.)*
- Mussten Sie während des Krieges ein Pflichtjahr absolvieren? Wohin wurden Sie geschickt, wie wurden Sie dort aufgenommen und wie haben Sie sich gefühlt? *(Erzählen lassen. Das von den Nationalsozialisten eingeführte Pflichtjahr verpflichtete junge Frauen unter 25 Jahren zu einem Jahr Arbeit „in der Land- und Hauswirtschaft“. Etliche Mädchen mussten für einen geringen Lohn von 15 bis 20 Mark pro Monat viel arbeiten, wurden regelrecht ausgenutzt. Ohne den Nachweis über das abgeleistete Pflichtjahr konnte keine Lehre oder anderweitige Ausbildung begonnen werden.)*
- Bereuen Sie diese Zeit des Pflichtjahres? *(Erzählen lassen.)*
- Konnten Ihre Kinder ihre Wunschberufe ausüben? *(Erzählen lassen.)*

Ergänzen Sie:

- Es ist noch kein Meister vom ... *(Himmel gefallen)*.
- Lehrjahre sind keine ... *(Herrenjahre)*.
- Früh übt sich, wer ein Meister ... *(werden will)*.
- Was Hänschen nicht lernt ... *(lernt Hans nimmermehr)*.
- Manche Leute müssen eben Lehrgeld ... *(zahlen)*!
- Das soll mir eine Lehre ... *(sein)*!

  ISBN 978-3-86630-067-5

2. Gymnastik und Körperbewegung

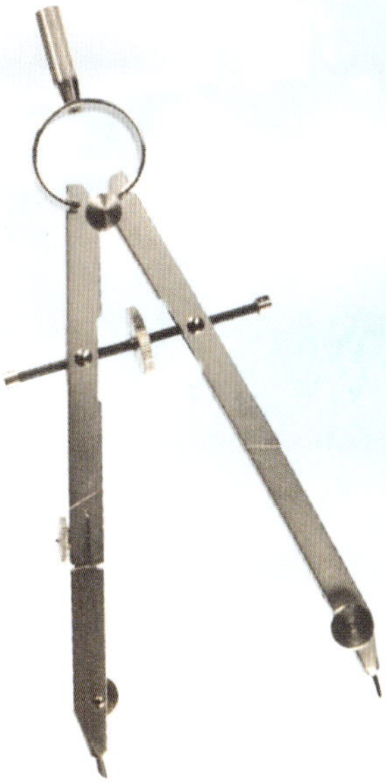

Bewegungslied: Wer will fleißige Handwerker sehn?

Zu den jeweiligen Berufen werden die entsprechenden Bewegungen gemacht.

Refrain:
Wer will fleißige Handwerker seh'n,
Ei, der muß zu uns hergeh'n.

1. |: Stein auf Stein, Stein auf Stein, Das Häuschen wird bald fertig sein. :| **Refrain:**	*Die Hände werden übereinander „gestapelt".*
2. |: O wie fein, o wie fein, Der Glaser setzt die Scheiben ein. :| **Refrain:**	*Arme nach oben recken.*
3. |: Tauchet ein, tauchet ein, Der Maler streicht die Wände fein. :| **Refrain:**	*Streichbewegungen*
4. |: Zisch, zisch, zisch, zisch, zisch, zisch, Der Tischler hobelt glatt den Tisch. :| **Refrain:**	*Bewegungen des Hobelns.*
5. |: Poch, poch, poch, poch, poch, poch, Der Schuster schustert zu das Loch. :| **Refrain:**	*Auf den Tisch klopfen.*
6. |: Stich, stich, stich, stich, stich, stich, Der Schneider näht das Kleid für mich. :| **Refrain:**	*Bewegungen des Nähens.*
7. |: Trapp, trapp, drein, trapp, trapp, drein, Jetzt geh'n wir von der Arbeit heim. :| **Refrain:**	*Auf der Stelle gehen.*
8. |: Rühre ein, rühre ein, Der Kuchen wird bald fertig sein. :| **Refrain:**	*Rührbewegungen*

Anregung für die Sinne:

Paare sollen gefunden werden. Das können z. B. sein: Zirkel und Lineal, Hammer und Nagel, Armbanduhr und Lupe, Mehlsieb und Backpinsel, Holzstück und Schmirgelpapier, Stricknadel und Wolle ... Ein Teil kommt auf den Tisch, das andere in einen Korb. Die TN dürfen sich aus dem Korb einen Gegenstand herausnehmen und sollen dann das dazugehörende Utensil auf dem Tisch finden.

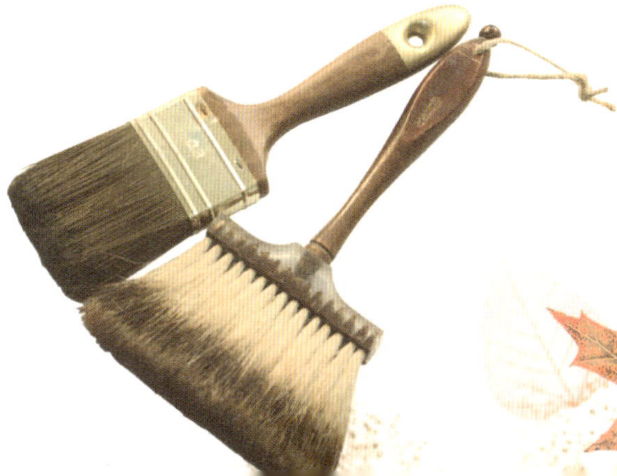

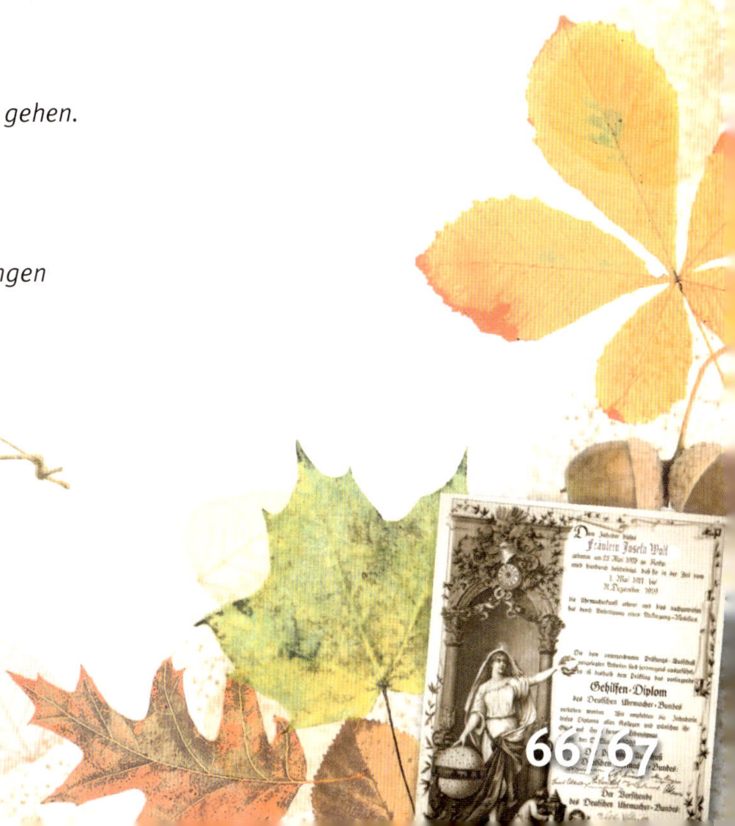

3. Zum Vorlesen

Gesellenlied

Kein Meister fällt vom Himmel!
Und das ist auch ein großes Glück!
Der Meister sind schon viel zu viel;
Wenn noch ein Schock vom Himmel fiel',
Wie würden uns Gesellen
Die vielen Meister prellen
Trotz unserm Meisterstück!

Kein Meister fällt vom Himmel!
Gottlob, auch keine Meisterin!
Ach, lieber Himmel, sei so gut,
Wenn droben eine brummen tut,
Behalte sie in Gnaden,
Daß sie zu unserm Schaden
Nicht fall' zur Erden hin!

Kein Meister fällt vom Himmel!
Auch keines Meisters Töchterlein!
Zwar hab' ich das schon lang' gewußt,
Und doch – was wär' das eine Lust,
Wenn jung und hübsch und munter
Solch Mädel fiel' herunter
Und wollt' mein Herzlieb sein!

Kein Meister fällt vom Himmel!
Das ist mein Trost auf dieser Welt;
Drum mach' ich, daß ich Meister werd';
Und wird mir dann ein Weib beschert,
Dann soll aus dieser Erden
Mir schon ein Himmel werden,
Aus dem kein Meister fällt.

(Robert Reinick, 1805 – 1852)

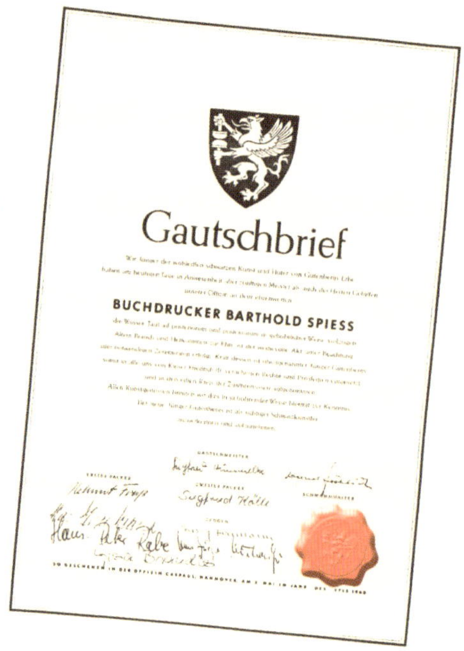

4. Lied zum Abschluss

Grün, grün, grün sind alle meine Kleider

1. Grün, grün, grün sind alle meine Kleider,
grün, grün, grün ist alles, was ich hab.
Darum lieb ich alles was so grün ist,
weil mein Schatz ein Jäger, Jäger ist.

2. Blau, blau, blau sind alle meine Kleider,
blau, blau, blau ist alles, was ich hab.
Darum lieb ich alles, was so blau ist,
weil mein Schatz ein Seemann, Seemann ist.

3. Weiß, weiß, weiß sind alle meine Kleider,
weiß, weiß, weiß ist alles was ich hab.
Darum lieb ich alles, was so weiß ist,
weil mein Schatz ein Bäcker, Bäcker ist.

4. Schwarz, schwarz, schwarz sind alle meine Kleider,
schwarz, schwarz, schwarz ist alles , was ich hab.
Darum lieb ich alles, was so schwarz ist,
weil mein Schatz ein Schornsteinfeger ist.

5. Bunt, bunt, bunt sind alle meine Kleider,
bunt, bunt, bunt ist alles, was ich hab.
Darum lieb ich alles, was so bunt ist,
weil mein Schatz ein Maler, Maler ist.

(Volkslied aus Pommern, zu dem oft noch weitere Verse mit verschiedenen anderen Farben hinzugefügt werden.)

19. Kapitel

Auf der Walz

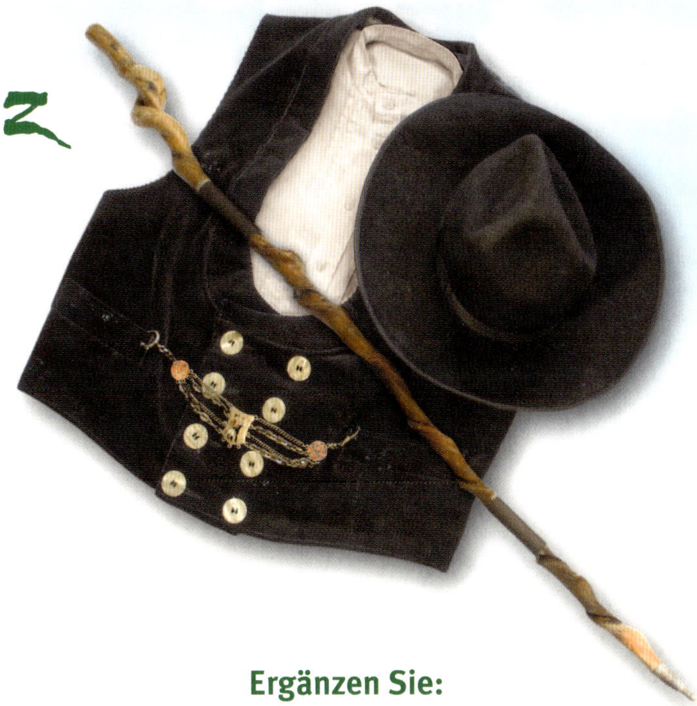

Material:
Falls vorhanden: evtl. großer Ohrring, Wanderstab, Hammer und Nagel, Zollstock o. ä. Handwerkszeug zur Tischdekoration.

Vorbereitung:
Die vorhandenen Materialien werden gut sichtbar auf den Tisch gelegt.

1. Gespräch und Unterhaltung

Anregungen zum Gespräch:
- „Frisch auf, ihr Brüder!" ist der traditionelle Gruß der Gesellen auf der Walz. Wie nennt man diese fahrenden Gesellen noch? *(Tippelbrüder – dabei empfinden sie diesen Ausdruck als Beleidigung.)*
- Haben Sie in Ihrer Verwandtschaft junge Männer, die auf der Walz waren? Wenn ja: Wo waren sie überall? *(Erzählen lassen.)*
- Was meinen Sie: Gibt es auch Frauen auf der Walz? *(Ja, es gibt einige Gesellenvereinigungen, die auch Frauen aufnehmen. Schließlich sind Handwerkerinnen auf dem Bau heute nichts Ungewöhnliches.)*
- Woran erkennt man Gesellen auf der Wanderschaft? *(Schwarze Jacke, Weste und Hose, Hut und geschwungener Wanderstab.)*
- Wann darf ein junger Handwerker auf Wanderschaft gehen? *(Wenn er die Gesellenprüfung in einem Bauhandwerk bestanden hat, jünger als 30 Jahre sowie ledig und schuldenfrei ist. Im Mittelalter war die Wanderschaft Voraussetzung für den Meisterberuf.)*
- Der große Ohrring ist ein Symbol der Ehrbarkeit für den fahrenden Gesellen. Was passiert, wenn ein Geselle auf der Walz beim Stehlen erwischt wird? *(Das Ohrloch wird zünftig mit Hammer und Nagel gestochen. Wer stiehlt, muss den Ohrring herausnehmen. Früher wurde er herausgerissen, der Betreffende galt danach als „Schlitzohr"!)*

Kleines Gesellen-Quiz:
- Kolping war der Gründervater der Gesellen... *(vereine)*.
- Ein unverheirateter Mann ist noch ... *(Junggeselle)*.
- Wenn zwei etwas zusammen aushecken sind das ... *(Spießgesellen)!*

Ergänzen Sie:
- Mit dem Hut in der Hand kommen wir ... *(durchs ganze Land)!*
- Klappern gehört zum ... *(Handwerk)*.
- Gleich und gleich ... *(gesellt sich gern)*.
- Niemands Geselle komme nicht über deine ... *(Schwelle)*.
- Handwerk hat goldenen ... *(Boden.)*
- Ein schlechtes Handwerk, das den Meister nicht ... *(ernährt)!*

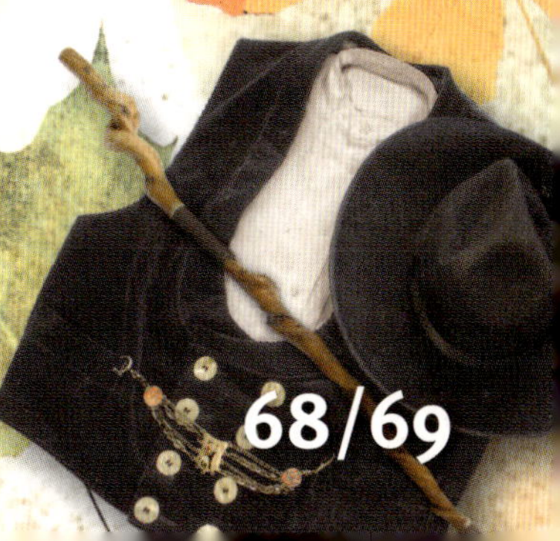

Herbstvergnügen, Andrea Friese © Vincentz Network GmbH & Co. KG, Hannover 2008, ISBN 978-3-86630-067-5

2. Gymnastik und Körperbewegung

Bewegungsgeschichte: Handwerker auf dem Bau

Zunächst mischen wir Zement, Sand und Wasser in einer Mischmaschine zu Mörtel. *(Mit der rechten Hand eine „Kurbel“ drehen.)* Das ist ganz schön anstrengend – wir drehen einmal mit der linken Hand! *(Mit der linken Hand die „Kurbel“ drehen.)*
Nun schichten wir die Ziegelsteine aufeinander und streichen jeweils eine Kelle Mörtelmasse dazwischen. *(Entsprechende Handbewegungen ausführen.)* Der Dachstuhl wird genagelt. *(Mit dem rechten Arm in der Luft hämmern; anschließend gegengleich mit dem linken Arm.)* Die Ziegel werden aufgelegt. *(Anreichen und verlegen/je zwei TN „arbeiten“ zusammen.)* Die Fenster und Türen werden eingesetzt; schließen sie auch richtig? *(Mit beiden Armen die Fensterflügel öffnen und schließen.)* Zum Schluss wird der Außenputz aufgetragen. *(Kreisende Bewegungen zuerst mit dem rechten Arm, dann mit dem linken.)*

3. Zum Vorlesen

Bin ein fahrender Gesell'

Bin ein fahrender Gesell',
kenne keine Sorgen.
Labt mich heut ein Felsenquell,
tut es Rotwein morgen.
Bin ein Ritter Lobesam,
reit auf Schusters Rappen,
führ' den lock'ren Zeisighahn
und den lust'gen Spruch im Wappen:
Ja immer lustig Blut und heitrer Sinn,
ja futsch ist futsch und hin ist hin.

Zieh ich in ein Städtchen ein
spür' ich's im Gehirne,
wo man trifft den besten Wein
und die schönste Dirne.
Spielmann lächelt wohlgemut,
streicht die Fiedel schneller,
und ich werf' ihm in den Hut
meinen letzten Heller.
Ja immer lustig Blut und heitrer Sinn,
ja futsch ist futsch und hin ist hin.

Meister Wirt darfst du nicht ruhn,
schlag heraus den Zapfen,
back Frau Wirtin mir ein Huhn
und zum Nachtisch Krapfen.
Wenn ich heut nicht zahlen kann,
zahlen will ich's künftig,
drum schreib's mir mit Kreide an,
Wirt und sei vernünftig.
Nur immer lustig Blut und heitrer Sinn,
ja futsch ist futsch und hin ist hin.
...

(Rudolf Baumbach, 1840 – 1905)

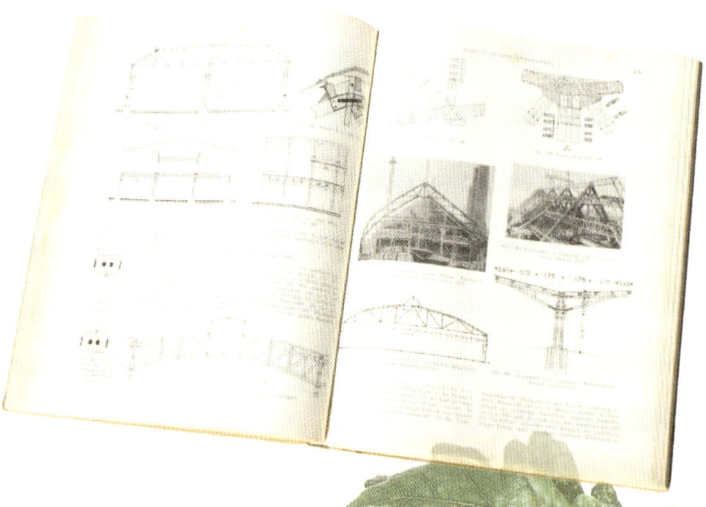

Anregung für die Sinne:
Legen Sie Proben unterschiedlicher Werkstoffe bereit. Lassen Sie die TN die Materialien fühlen und benennen. Was kann man daraus herstellen und welche Berufsstände beschäftigen sich damit? Beispiele: Leder (Kleidung, Möbel, Sättel ...), Holz (Häuser, Möbel, Särge ...), Glas (Geschirr, Fenster ...), Keramik (Kacheln, Geschirr, Tonwaren, Ziegel ...), Stahl (Besteck, Werkzeuge ...) usw.

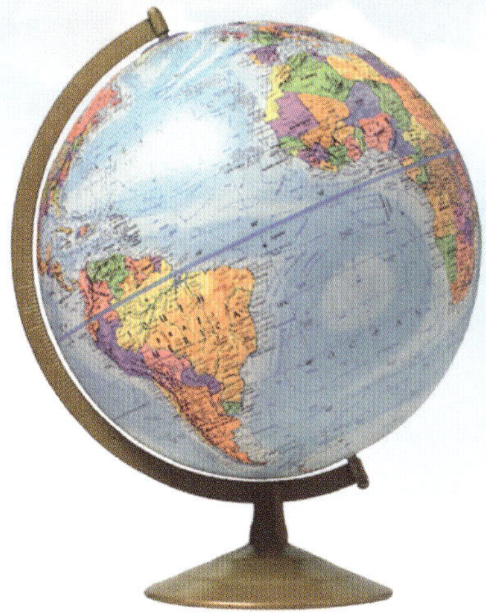

4. Lied zum Abschluss

Handwerksburschenabschied

1. Es, es, es und es,
Es ist ein harter Schluß,
Weil, weil, weil und weil,
Weil ich aus Frankfurt muß!
Drum schlag ich Frankfurt aus dem Sinn
Und wende mich Gott weiß wohin.
Ich will mein Glück probieren,
Marschieren.

2. |: Er, er, er und er,
Herr Meister, leb er wohl! :|
Ich sag's ihm grad frei ins Gesicht,
Seine Arbeit, die gefällt mir nicht.
Ich will mein Glück probieren,
Marschieren.

3. |: Sie, sie, sie und sie,
Frau Meisterin leb sie wohl! :|
Ich sag's ihr grad frei ins Gesicht,
Ihr Speck und Kraut, das schmeckt mir nicht!
Ich will mein Glück probieren,
Marschieren.

4. Sie, sie, sie und sie.
Jungfer Köchin, leb sie wohl.
Hätt sie das Essen gut angericht',
Wärs besser gewesen,
Schaden könnts auch nicht.
Ich will mein Glück probieren,
Marschieren.

5. |: Er, er, er und er,
Herr Wirt, nun leb er wohl! :|
Hätt er die Kreid nicht doppelt geschrieben,
Wär ich noch länger dageblieben
Ich will mein Glück probieren,
Marschieren.

6. |: Ihr, ihr, ihr und ihr,
Ihr Jungfern lebet wohl! :|
Ich wünsch' euch all'n zu guter letzt,
Einen andern, der mein' Stell' ersetzt.
Ich will mein Glück probieren,
Marschieren.

7. |: Ihr, ihr, ihr und ihr,
Ihr Brüder lebet wohl! :|
Hab ich euch was zuleid getan
So bitt' ich um Verzeihung an.
Ich will mein Glück probieren,
Marschieren.

*(Altes Handwerksburschenlied
aus der Umgegend von Frankfurt a. M., 1838)*

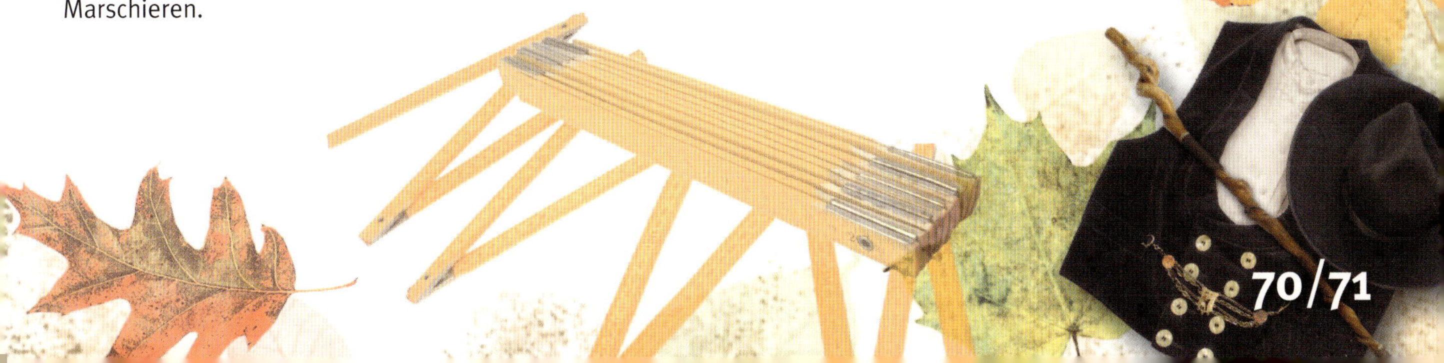

20. Kapitel

Der Müller

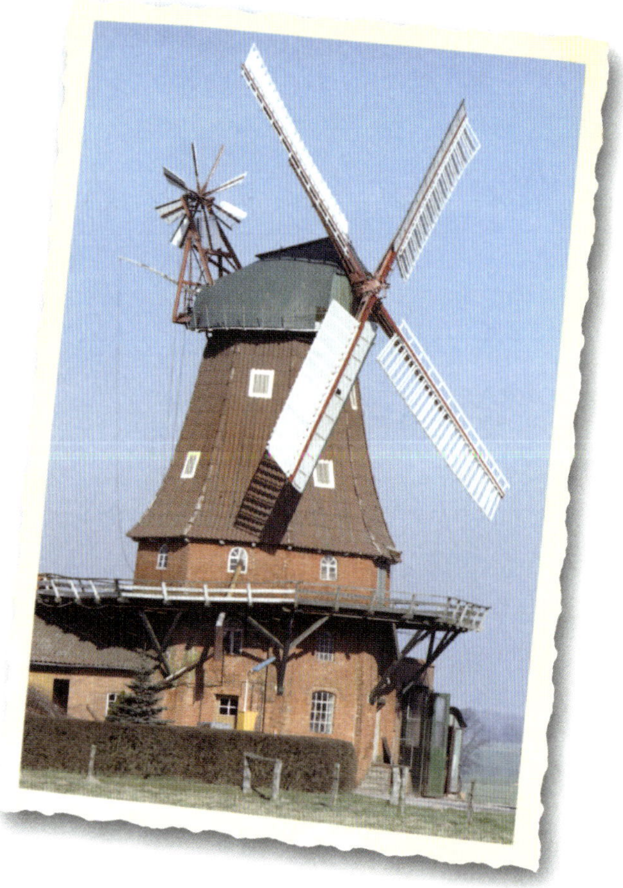

Material:
Dinge, die im engeren oder weiteren Sinne mit Mühlen zu tun haben, z. B. Postkarten mit Mühlen, Kaffeemühle, Pfeffermühle, Getreidemühle, Mörser, Getreide (als Halme, Körner, grob oder fein), Kaffeebohnen, Senf, Öl, Papier ...

Vorbereitung:
Die Gegenstände werden gut sichtbar auf den Tisch gelegt.

1. Gespräch und Unterhaltung

Anregungen zum Gespräch:

- Der häufigste Familienname in Deutschland ist der Name „Müller“. *(Sollte ein TN „Müller“ heißen, kann man diese Person direkt ansprechen: Wussten Sie das schon?)*
- Können Sie sich vorstellen, warum der Name in Deutschland so verbreitet ist? *(Die TN sollen Vermutungen äußern. Im Mittelalter gab es in fast jedem Dorf mindestens eine Mühle, sei sie nun mit Windkraft, mit Wasserkraft oder auch anhand von Zugtieren betrieben.)*
- Welche Arten von Mühlen kennen Sie? *(Kornmühle, Ölmühle, Papiermühle, Senfmühle, Kaffeemühle, Windmühle, Wassermühle ... Man kann zur Wortfindung die passenden Gegenstände hochhalten oder pantomimisch darstellen.)*
- Haben Sie selbst früher schon einmal mit einer Mühle zu tun gehabt? *(Erzählen lassen.)*

Kleines Korn-Quiz:

- Woraus macht man eine Schwitze? *(Aus Mehl, das in Fett leicht angeröstet und mit Wasser oder Milch vermischt wird; damit werden Soßen oder Suppen angedickt.)*
- Woraus besteht Paniermehl? *(Aus alten geriebenen Brötchen.)*
- Was ist ein Gerstenkorn? *(Eine schmerzhafte Entzündung am Augenlid.)*

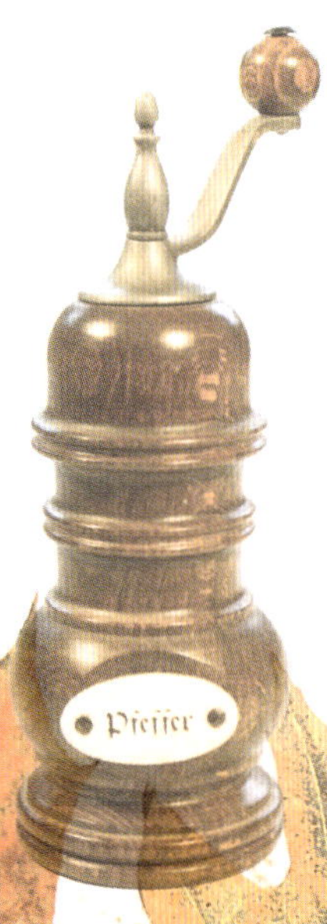

Ergänzen Sie:

- Gottes Mühlen mahlen ... *(langsam)*.
- Das ist Wasser auf seiner ... *(Mühle)!*
- Wer zuerst *(in die Mühle)* kommt, mahlt ... *(zuerst)*.
- Ich und du und Müllers ... *(Kuh)*, Müllers Esel, das bist ... *(du)!*
- Er ist noch von altem Schrot und ... *(Korn)!*
- Jemanden sticht der ... *(Hafer)*.
- Jemand drischt (leeres) ... *(Stroh)*.

Herbstvergnügen, Andrea Friese © Vincentz Network GmbH & Co. KG, Hannover 2008, ISBN 978-3-86630-067-5

2. Gymnastik und Körperbewegung

Dieses Bewegungslied stammt aus dem 19. Jahrhundert. Es kann gesungen oder vorgelesen werden; dazu werden die verschiedenen Mühlen dargestellt.

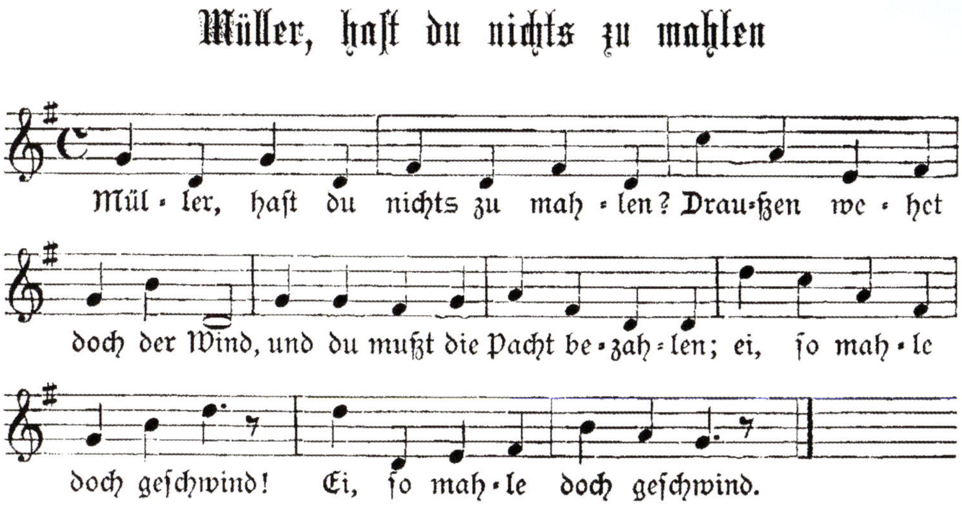

1. Müller, hast du nichts zu mahlen? Draußen wehet doch der Wind, Und du musst die Pacht bezahlen; Ei, so mahle doch geschwind! Ei, so mahle doch geschwind.	*Arme schwingen lassen.*
2. Müller, willst du denn nicht mahlen? Deiner Mühle Wasser fließt, Und der Bauer muß bezahlen, Wenn sein Korn gemahlen ist, Wenn sein Korn gemahlen ist.	*Die Fäuste drehen sich umeinander.*
3. Mutter, hast du nichts zu mahlen? Deine Mühl' geht ohne Wind, Und ich mahle ohn' Bezahlen Allen Kaffee dir geschwind, Allen Kaffee dir geschwind	*Linke Hand wird zur Faust geballt, die rechte Hand wird auf der Faust gedreht.*

Anregung für die Sinne:

Kleben Sie verschiedene Getreidekörner (Weizen, Gerste, Mais, Hafer ...) mit einer Heißklebepistole auf quadratische Kärtchen aus festem Karton. Außerdem werden noch Lebensmittel wie Graupen, Grieß, Malzbier, Maischips, Popcorn, Mehl, Haferflocken usw. auf den Tisch gestellt. Die TN ordnen die Getreidearten den entsprechenden Lebensmitteln zu: Gerste = Graupen, Malzbier ... / Weizen = Grieß, Mehl ... / Hafer = Haferflocken, Schmelzflocken ... / Mais = Popcorn, Maischips ...

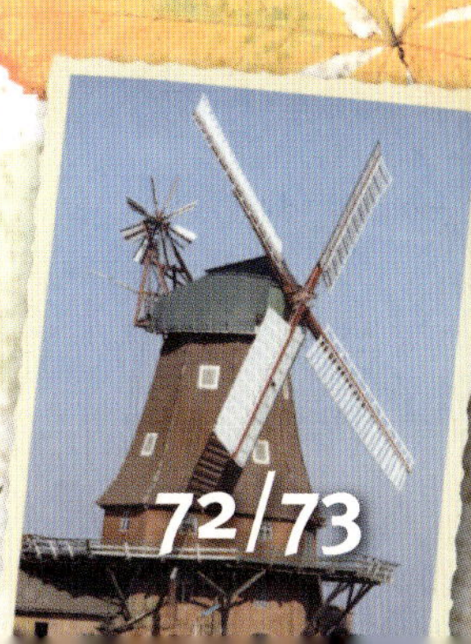

3. Zum Vorlesen

Ärgerlich

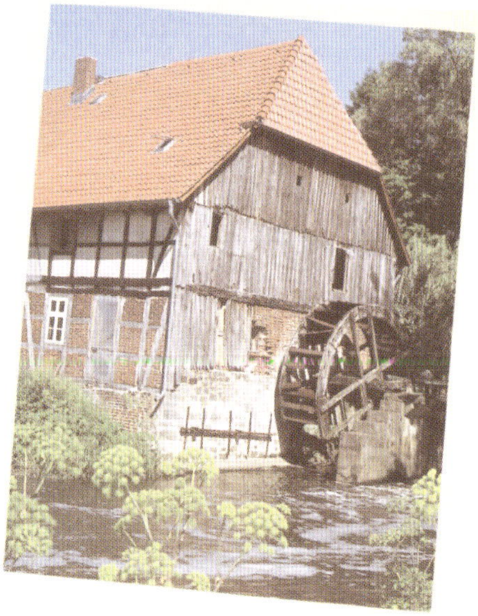

Aus der Mühle schaut der Müller,
Der so gerne mahlen will.
Stiller wird der Wind und stiller,
Und die Mühle stehet still.

So gehts immer, wie ich finde,
Rief der Müller voller Zorn.
Hat man Korn, so fehlts am Winde,
Hat man Wind, so fehlt das Korn.

(Wilhelm Busch, 1832 – 1908)

4. Lied zum Abschluss

Es steht eine Mühle im Schwarzwäldertal

Melodie: Es klappert die Mühle

1. Es steht eine Mühle im Schwarzwäldertal,
die klappert so leis vor sich hin.
Und wo ich geh und steh,
im Tal und auf der Höh,
da liegt mir die Mühle, die Mühle im Sinn,
die Mühle vom Schwarzwäldertal.

2. Und in dieser Mühle vom Schwarzwäldertal,
da wohnt ein Mädel so schön.
Und wo ich geh und steh,
im Tal und auf der Höh,
liegt mir das Mädel, das Mädel im Sinn,
das Mädel vom Schwarzwäldertal.

3. Wir reichen zum Abschied noch einmal die Hand,
und wünschen einander viel Glück.
Und wo ich geh und steh,
im Tal und auf der Höh,
liegt mir der Abschied, der Abschied im Sinn,
der Abschied vom Schwarzwäldertal.

(Paul Schulz, 1876 – 1924)

21. Kapitel

Unser tägliches Brot

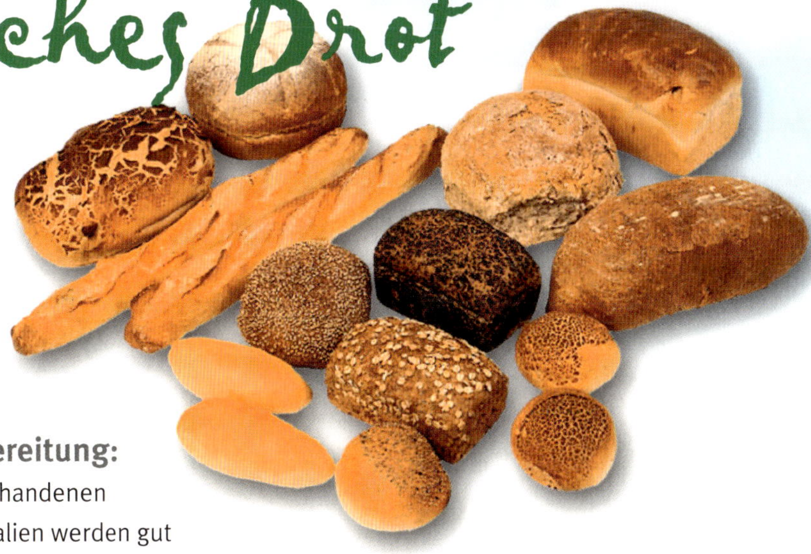

Material:
Verschiedene Brot- und/oder Brötchensorten; wenn vorhanden, unterschiedliche Mehl- bzw. Getreidesorten; Backformen (Kastenform, Gugelhupfform ...); Bilder von Brotsorten gibt es in Fachzeitschriften oder als Poster beim Bäcker; evtl. eine Packung „Russisch Brot“ mit Buchstaben; evtl. Zutaten für den Salzteig.

Vorbereitung:
Die vorhandenen Materialien werden gut sichtbar auf den Tisch gelegt.

1. Gespräch und Unterhaltung

Anregungen zum Gespräch:

- Jeder hat einen anderen Geschmack. Was essen Sie am liebsten auf Ihrem Brot? *(Wurst, Käse, Marmelade, Spiegelei, Butter, Schmalz, Quark ...)*
- Das Wort „Brot“ kennt man im gesamten deutschsprachigen Gebiet. Das Brotende bezeichnet man jedoch überall anders: Kanten, Kuppe ... kennen Sie noch weitere? *(Krüstchen, Knäppchen, Knäuschen, Krüstel, Kipfel, Ränftel ...)*
- Auch für eine „belegte Scheibe Brot“ gibt es je nach Region andere Ausdrücke. Was wird/wurde in Ihrer Familie dazu gesagt? *(Schnitte, Stulle, Schnähe, Bemme, Fladen, Butterramm, Butterbrot ...)*
- Haben Sie selbst Brot gebacken? Welche Zutaten haben Sie benutzt? *(Erzählen lassen.)*
- Oder haben Sie Ihr Brot beim Bäcker eingekauft? Gab es früher so viel Auswahl wie heute?
- Wer von Ihnen kennt noch das öffentliche Backhaus, das jeder im Dorf benutzen durfte? Wie musste der Ofen vorbereitet werden? *(Erzählen lassen.)*
- Worin haben Sie Ihr Brot aufbewahrt, damit es länger frisch blieb? *(Brotkasten, Brotsack, Keramikgefäß ... Brot wurde sogar gegessen, wenn es ganz hart war. Es wurde dann in Bier, Milch oder Kaffee eingeweicht.)*
- Kennen Sie noch Rezepte mit altbackenem Brot, das zu schade zum Wegwerfen ist? *(Z. B. „Arme Ritter“: halbierte Brötchen oder Weißbrotscheiben werden in einer Mischung aus Milch und Eiern, Zucker und Vanille eingeweicht und anschließend in Butterschmalz goldgelb gebraten.)*
- Es ist eine lange christliche Tradition, zu gewissen Festen das Brot in ganz bestimmten Formen zu backen: z. B. die Brezel zur Fastnacht im schwäbisch-alemannischen Raum. Wer kennt weitere Formen? *(Weckmänner zu St. Martin, ein geflochtener Kranz sowie das süße Lamm oder der Krapfen zu Ostern, in Südtirol ritzt man vor dem Backen ein Kreuz ein...)*

  ISBN 978-3-86630-067-5

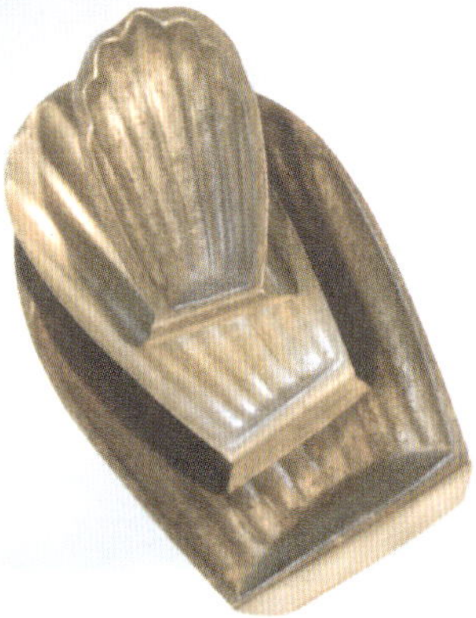

Ergänzen Sie:

- Wes Brot ich esse, des Lied ich ... *(singe)*.
- Der Gefangene sitzt bei Wasser und ... *(Brot)*.
- Der Mensch lebt nicht vom Brot ... *(allein)*.
- Ich lasse mir nicht die Butter vom Brot ... *(nehmen)!*
- Trocken Brot macht Wangen ... *(rot)*.
- Unser tägliches Brot gib uns ... *(heute)*.
- In der Not schmeckt die Wurst auch ohne ... *(Brot)!*

Kleines Brot-Quiz:

Brote von A – Z (Achtung: Nicht zu jedem Buchstaben gibt es ein Brot! Und wenn ein Begriff zu schwer zu erraten ist bitte helfen!)

- **A:** Am Abend gibt es das ... *(Abendbrot)*.
- **B:** Ein Mischbrot mit kräftiger Kruste nennt man nach dem Berufsstand der Landwirte: das ... *(Bauernbrot)*.
- **C:** Ein Weizenmischbrot aus Italien in viereckiger Form nennt man ... *(Ciabatta)*.
- **D:** Das zweimal gebackenen Brot ist das ... *(Doppelbackbrot)*.
- **F:** Es ist rund und flach, das ... *(Fladenbrot)!*
- **G:** Ein Herr Graham gab dem Brot den Namen: ... *(Grahambrot)*.
- **H:** Das Brot, das man eingepackt wieder nach Hause bringt, ist das ... *(Hasenbrot)*.
- **K:** Ein schwedisches Brot, das beim Essen „knackt", ist das ... *(Knäckebrot)*.
- **L:** Das Brot, das nicht aus der Stadt kommt!? *(Landbrot)*
- **M:** Ein Brot mit einer Mischung aus Weizen– und Roggenmehl ist das ... *(Mischbrot)*.
- **P:** Ein traditionell gebackenes ganz dunkles Brot aus Roggenschrot, Wasser und Salz ohne weitere Zutaten ist das ... *(Pumpernickel)*.
- **R:** Getrocknete Weintrauben sind im süßen ... *(Rosinenweck)!*
- **S:** Die dunkle Farbe gibt diesem Brot seinen Namen ... *(Schwarzbrot)*.
- **T:** Dieses Brot ist aus Weizen und sollte vor dem Essen in einem speziellen Apparat geröstet werden! *(Toastbrot)*
- **V:** Gesucht wird ein Brot, das mit Mehl aus vollem Korn gebacken wird und sehr gesund ist: das ... *(Vollkornbrot)*.
- **W:** Ein ganz helles Brot ist das ... *(Weißbrot, auch der Weck)*.
- **Z:** Dieses Brot wird zweimal gebacken und ist besonders bekömmlich als Krankenkost! *(Zwieback)*.

Mögliche Variation der Übung: Jeder TN zieht einen Buchstaben aus der Packung mit dem „Russisch Brot"; gemeinsam wird dazu eine Brotsorte gesucht. Wenn es keine Brotsorte zum Buchstaben gibt, wird neu gezogen. der Buchstabe darf aufgegessen werden!

2. Gymnastik und Körperbewegung

Trockenbacken: Wir backen ein Sauerteigbrot

Zunächst einmal verrühren wir in einer Schüssel Sauerteig, Wasser, Salz und Zucker. *(Den linken Arm angewinkelt auf den Tisch legen: er hält die „Schüssel"; mit der rechten Hand Rührbewegungen ausführen.)* Puh, ist das anstrengend! Wir geben jetzt das Mehl dazu und rühren nun mit der linken Hand! *(Wechsel der Hand- und Armbewegungen.)* Wenn sich der Teig vom Schüsselrand gelöst hat, geben wir etwas Mehl auf ein Backbrett, legen den Teig darauf und kneten mit beiden Händen kurz und kräftig durch. *(Mit den Fingern beider Hände kneten.)* Nun wird aus der Masse ein runder Laib geformt. *(Beide Hände deuten eine runde Brotform an.)* Der Teig ist sehr klebrig! *(Mit der rechten Hand jeden Finger einzeln vom Gelenk an ausstreifen, anschließend mit der linken Hand gegengleich verfahren.)* Wir waschen uns die Hände am Waschbecken. *(Hände reiben und massieren, anschließend ausschütteln.)* Nun muss der Brotlaib einige Stunden ruhen und sich dabei auf das Doppelte vergrößern – dann können wir ihn in den Backofen schieben! *(Arme nach vorne strecken.)*

Anregung für die Sinne:

Reichen Sie kleine Stückchen verschiedener Brotsorten: geröstetes Toast, Weißbrot, Vollkornbrot, Hefestuten, Kümmelbrot, Kommissbrot, Paderborner ... Um welche Brotsorten handelt es sich?

Tipp: Figuren aus Salzteig herstellen

2 Tassen Mehl, 2 Tassen Salz, 2 EL Tapetenkleisterpulver, 3/4 Tasse Wasser gut miteinander verkneten, dann den Teig in einer Schüssel mit Deckel oder unter einer Plastikfolie ca. 30 Minuten ruhen lassen. Anschließend noch einmal kräftig durchkneten. Jeder TN bekommt ein Stück Teig und darf daraus nach belieben Figuren oder Gegenstände formen. Mit dem Teigroller kann man den Teig auch auf der Tischplatte ausrollen und mit Backformen Figuren ausstechen. Die fertigen Teile können an der Luft oder im Ofen getrocknet werden. Pro 1/2 cm Dicke müssen die Modelle 1 Stunde, bei 75 Grad gebacken werden (bei 1,5 cm Dicke also 3 Stunden), dann noch unabhängig von der Dicke: 1/2 Std. bei 100 Grad, 1/2 Std. bei 125 Grad, 1 Std. bei 150 Grad.

3. Zum Vorlesen

Das Hasenbrot

Und wenn mein Vater geht zur Stadt,
so bringt er mir was mit,
bald Mandeln und Rosinen,
bald Obst und Kuchenschnitt.

Und geht er auch nur über Feld,
So denkt er dann auch mein:
Er bringt mir immer etwas,
Sollt's trocken Brot auch sein.

Das trockne Brot, das schmeckt gar gut,
Denn wie mein Vater sagt,
So hat er's auf dem Felde
Den Hasen abgejagt.

(August Heinrich Hoffmann von Fallersleben, 1798 – 1874)

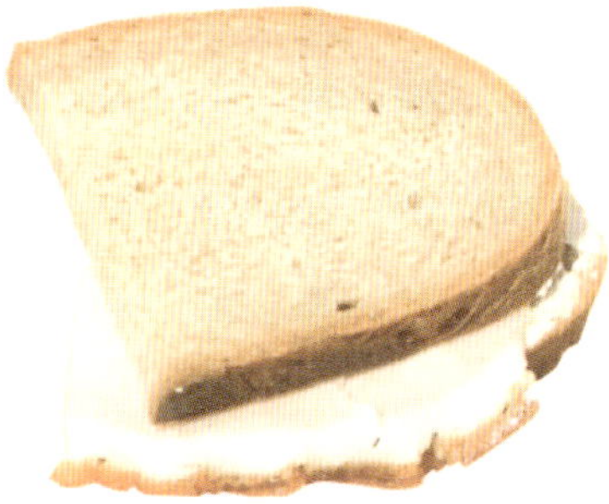

4. Lied zum Abschluss

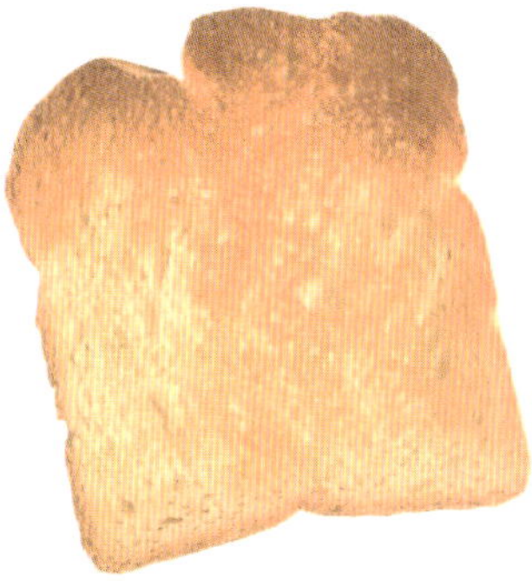

Backe, backe, Kuchen

Backe, backe, Kuchen,
Der Bäcker hat gerufen!
Wer will gute Kuchen backen,
Der muss haben sieben Sachen:
Eier und Schmalz,
Butter und Salz,
Milch und Mehl,
Safran macht den Kuchen gehl!
Schieb, schieb in Ofen 'nein.

(Kinderreim aus Sachsen und Thüringen)

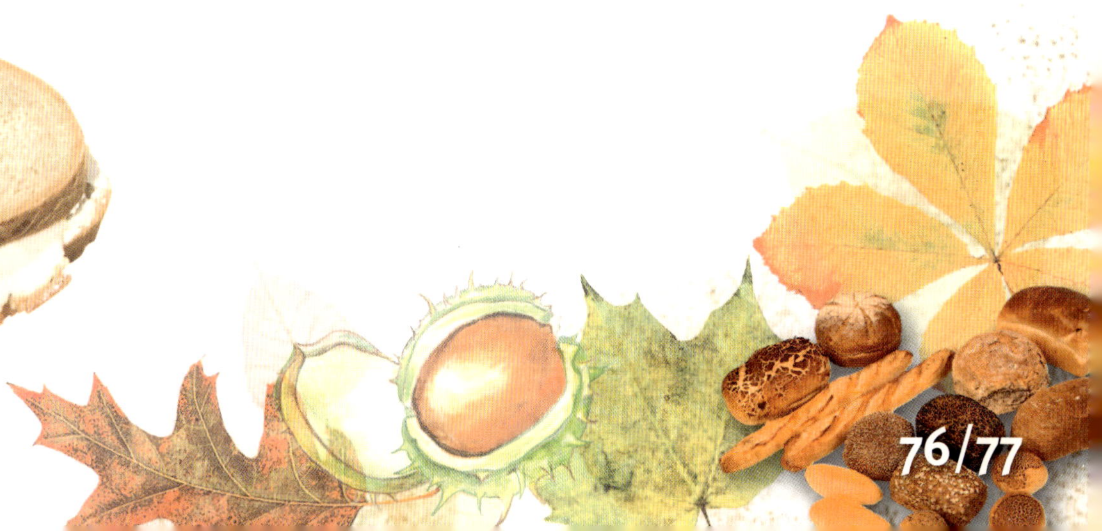

22. Kapitel

Erntedank

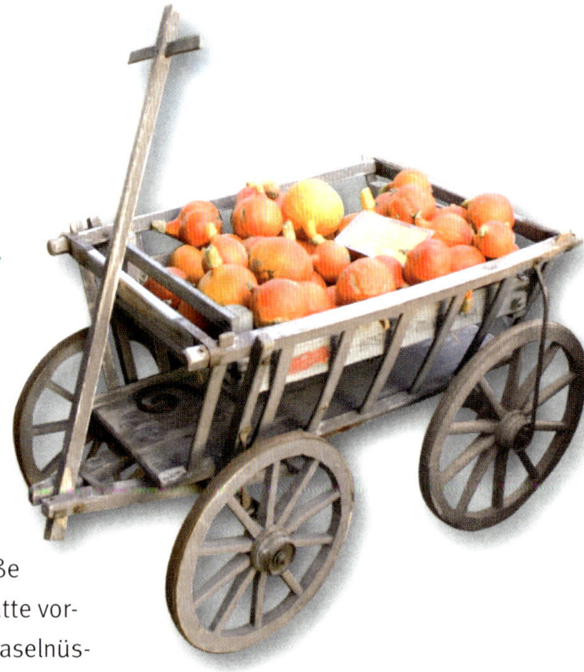

Material:

Kleine Spießchen mit Obst- und Gemüsestücken (Apfel, Birne, Banane, Ananas, Kiwi, Kohlrabi, Möhre ...); Für das Wortspiel 26 Eicheln oder Haselnüsse, ein wasserfester Filzstift, 1 Säckchen; als Tischdekoration ein Korb mit Nahrungsmitteln und heimischen Früchten (z. B. Brötchen, einige Ähren, Äpfel, Birnen, Maiskolben – alles, was gerade zur Hand ist).

Vorbereitung:

Die Obst- und Gemüsespieße werden auf einer Servierplatte vorbereitet. Die Eicheln oder Haselnüsse werden mit den Buchstaben des Alphabetes beschrieben und in das Säckchen gelegt.

1. Gespräch und Unterhaltung

Anregungen zum Gespräch:

- Am Tag des St. Michael (29. September) ist das offizielle Ende der Erntezeit. Und so findet das Erntedankfest der Kirche meistens am Sonntag nach dem Michaelistag statt. Womit wird an diesem Tag der Kirchenaltar geschmückt? Erzählen Sie, wie es in Ihrer Gemeinde war! *(Mit Früchten wie Äpfel, Birnen, Pflaumen, mit Gemüse wie Kürbissen, Kartoffeln und Karotten.)*
- Haben Sie früher auch das Erntedankfest gefeiert? Wie wurde ein solches Fest gestaltet? *(Erzählen lassen. Vor allem bei der Landbevölkerung wurde noch der Erntedank gefeiert. Es können vor allem die TN etwas erzählen, die selbst einen Hof bewirtschaftet haben oder auf einem Hof angestellt waren. Oft feierte das ganze Dorf zusammen mit Essen und Trinken, bei Musik und Tanz. Bei Umzügen mit Pferd und Wagen wurde eine große „Erntekrone“ durch das Dorf gefahren.)*
- Kennen Sie die „Erntepuppe“, die aus großen Strohballen hergestellt wird? *(Sie wurde früher meist aus den letzten Strohgarben hergestellt und als „Opfergabe“ auf dem Feld zurückgelassen.)*
- Nehmen Sie eine Kostprobe von diesen Früchten! *(Die Fachkraft geht mit der Servierplatte herum; jeder darf sich etwas nehmen.)*

Ergänzen Sie:

- Wer ernten will, muss ... *(säen)*.
- Wie die Saat, so die ... *(Ernte)*.
- Alle guten Gaben kommen von ... *(oben)*.
- Wer Wind sät, wird Sturm ... *(ernten)*.
- Die Ernte ist gut, Gott sei ... *(Dank)!*

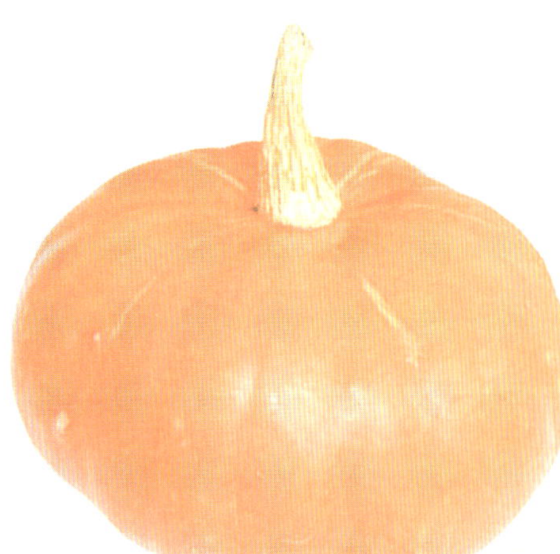

  ISBN 978-3-86630-067-5

2. Gymnastik und Körperbewegung

Die Fachkraft geht mit dem Eichelsäckchen reihum. Jeder TN darf sich eine Eichel aus dem Säckchen ziehen. Reihum wird nun zu jedem gezogenen Buchstaben ein Nahrungsmittel genannt. Wenn einem TN kein Begriff einfällt, dürfen alle helfen. Zum Schluss legt jeder TN seine Eichel wieder in das Säckchen zurück.

3. Zum Vorlesen

Erntefestlied

Wagen auf Wagen schwankte herein.
Scheunen und Böden wurden zu klein:
Danket dem Herrn und preist seine Macht,
Glücklich ist wieder die Ernte vollbracht.

Hoch auf der Fichte flattert der Kranz.
Geigen und Brummbaß laden zum Tanz.
Leicht wird das Leben trotz Mühe und Plag,
krönet die Arbeit ein festlicher Tag.

Seht ihr der Kinder fröhliche Schar,
blühende Wangen, goldlockiges Haar?
Hört ihr sie jubeln? O liebliches Los,
fällt ihnen reif doch die Frucht in den Schoß!

Wir aber furchen, den Pflug in der Hand,
morgen geschäftig aufs neue das Land.
Ewig ja reiht, nach des Ewigen Rat,
Saat sich an Ernte und Ernte an Saat.

(Julius Sturm, 1816 – 1896)

Zum Erntekranze

Jetzt fröhlich gemut
Und schwinget den Hut,
Spielt lustig zum Reigen
Mit Flöten und Geigen!
Juchheißa juchhei!
Die Ernt' ist vorbei.

Die Ernt' ist vorbei,
Juchheißa juchhei!
Flink, Annchen, Mariannchen
Und Käthchen und Hannchen,
Franz, Heinrich und Fritz,
Zum Tanz wie der Blitz!

Zum Tanz wie der Blitz,
Franz, Heinrich und Fritz!
Die ganze Gemeine
Muß jetzt auf die Beine!
Juchheißa juchhei!
Die Ernt' ist vorbei.

(August Heinrich Hoffmann von Fallersleben, 1798 – 1874)

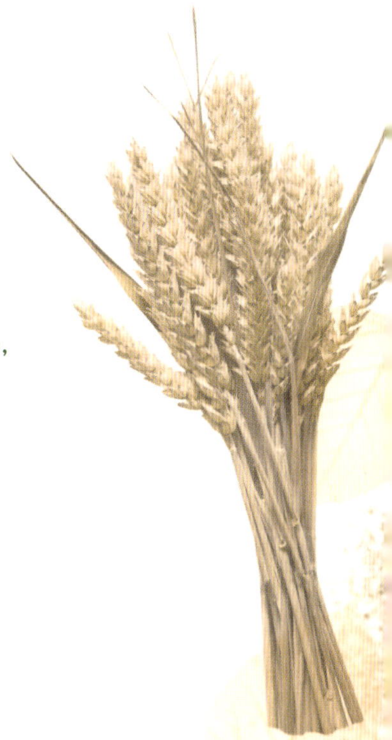

Anregung für die Sinne:
Jeder TN erhält ein Tastsäckchen mit einer saisonalen Frucht (z. B. Kohlrabi, Apfel, Karotte, Zwiebel, Knoblauch, Kastanie ...). Es sollten möglichst verschiedene Sorten genommen werden. Jeder TN ertastet und benennt dann „sein" Stück.

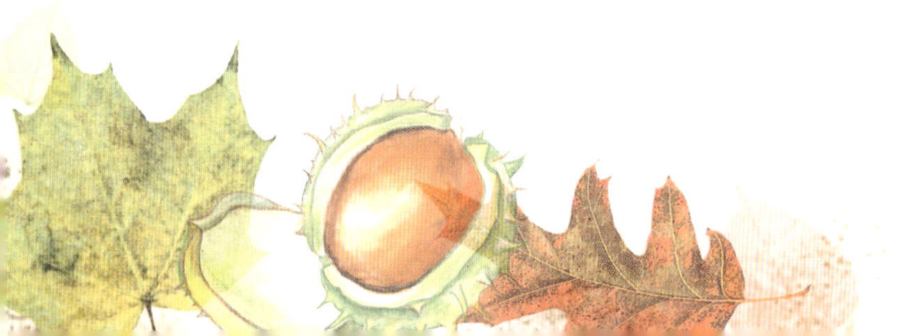

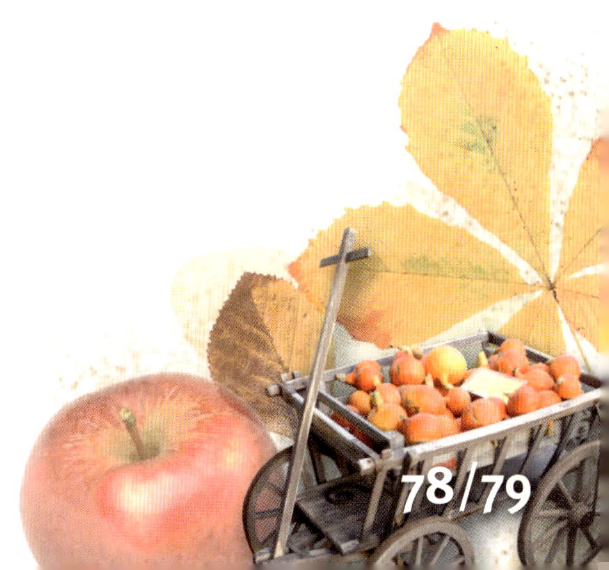

4. Lieder zum Abschluss

Die Ernt' ist nun zu Ende

Melodie: Aus meines Herzens Grunde

1. Die Ernt' ist nun zu Ende,
der Segen eingebracht,
woraus Gott alle Stände
satt, reich und fröhlich macht.
Der treue Gott lebt noch,
man kann es deutlich merken
an so viel Liebeswerken,
drum preisen wir ihn hoch.

2. Wir rühmen seine Güte,
die uns das Feld bestellt
und oft ohn' unsre Bitte
getan, was uns gefällt;
die immer noch geschont,
ob wir gleich gottlos leben,
die Fried und Ruh gegeben,
daß jeder sicher wohnt.
...

(Gottfried Tollmann, 1680 – 1766)

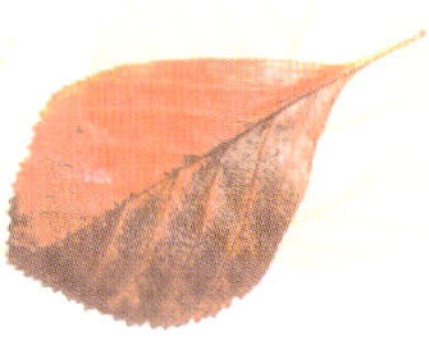

He-jo, spannt den Wagen an

He-jo! Spannt den Wagen an,
Seht, der Wind treibt Regen übers Land!
Holt die goldnen Garben,
Holt die goldnen Garben!

(Volkstümlicher Kanon, mit drei Stimmen zu singen)

Danke

Danke, für diesen guten Morgen,
Danke, für jeden neuen Tag,
Danke, dass ich all' meine Sorgen
Auf Dich werfen mag.

(Danke für diesen guten Morgen (1. Strophe)
Text: Martin Gotthard Schneider
© Gustav Bosse Verlag, Kassel)

Danke für diesen Erntesegen,
Danke für unser täglich Brot,
Danke, dass Du auf allen Wegen,
linderst unsre Not.

(hinzugedichtet von der Autorin)

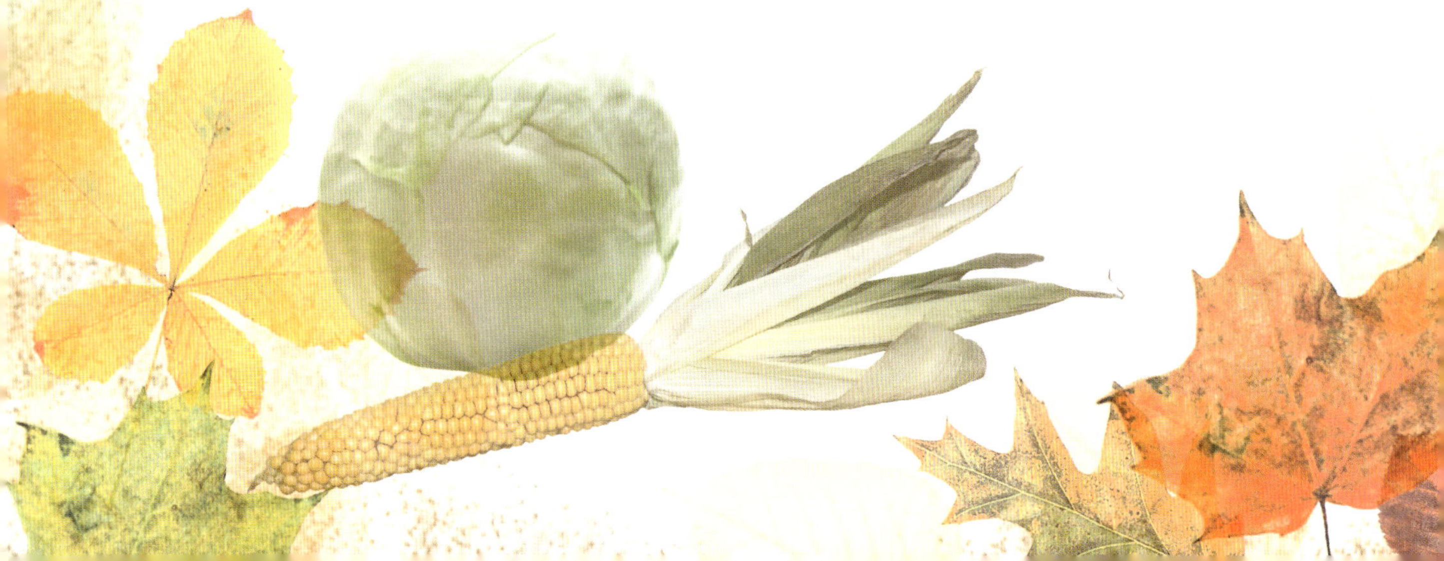

23. Kapitel

Gänse

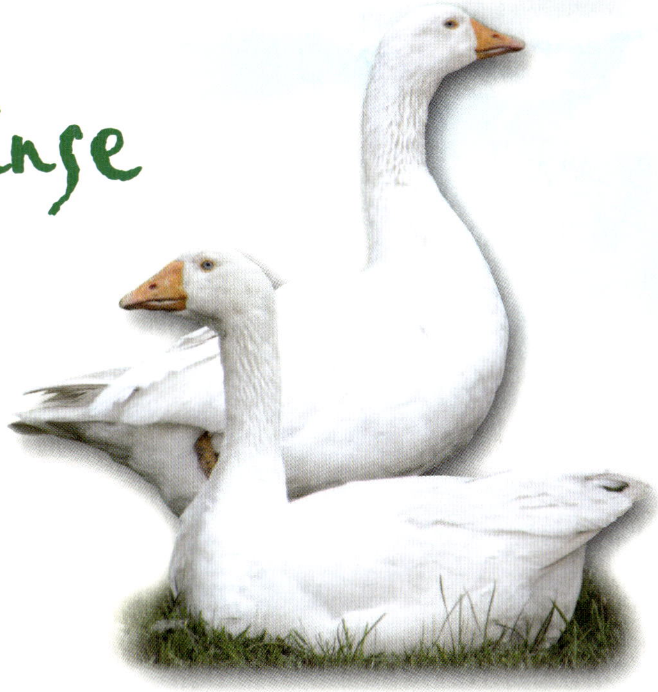

Material:

Kein Material erforderlich. Wenn vorhanden, könnten zum Vorzeigen einige Gänsefedern mitgebracht werden.

Vorbereitung:

Keine Vorbereitung.

1. Gespräch und Unterhaltung

Anregungen zum Gespräch:

- Zum Einstieg ein Rätsel: Der heilige Martin sollte Bischof von Tours werden, aber er hatte Angst vor dieser großen Aufgabe. Da versteckte er sich in einem Stall. Die Tiere, bei denen er Zuflucht suchte, verrieten ihn jedoch durch aufgeregtes Geschnatter. Welche Tiere haben ihn verraten? *(Gänse)*
- Das Hauptgericht des Martinsabends ist die knusprig gebratene Martinsgans. Was kocht man dazu? *(Zum Beispiel Rotkohl, Klöße oder Serviettenknödel. Je nach regionaler Herkunft der TN werden sicherlich unterschiedliche Beilagengerichte genannt.)*
- Kennen Sie Gerichte der armen Leute, die kein Geld für eine Gans hatten? *(Das ist z. B. im Rheinland der „Düppekuchen“ („Topfkuchen“), der aus Kartoffeln und Dörrfleisch hergestellt wird und am besten im gusseisernen Bräter gelingt. Die TN kennen gewiss noch Varianten aus anderen deutschsprachigen Regionen.)*
- Man sagt, Gänse seien so gut wie ein Wachhund. Stimmt das? *(Ja, Gänse reagieren sofort mit lautem Geschnatter, Droh- und Flügelgebärden auf unbekannte Personen.)*
- Können Sie von Erlebnissen mit Gänsen berichten? *(TN aus ländlichen Regionen können gewiss die eine oder andere Anekdote rund um die Gans erzählen.)*
- Was liefert uns die Gans sonst noch an Produkten? *(Gänseeier vom Frühjahr bis zum Frühsommer, Federn – früher auch zum Schreiben genutzt –, Gänseleberpastete, Gänsebraten ...)*

Kleines Gänse-Quiz:

- Menschen, die hintereinander laufen, gehen im Gänse... *(marsch)*.
- Wasser nennt man auch Gänse... *(wein)*.
- Auf der Wiese wachsen die Gänse... *(blümchen)*.
- Wenn mir kalt wird, bekomme ich eine Gänse... *(haut)*.
- Das Mädchen, das die Gänse hütet, nennt man „Gänse... *(liesel)*“.
- Wörtliche Rede steht zwischen den Zeichen „Gänsefüßchen unten ... *(Gänsefüßchen oben)!*“

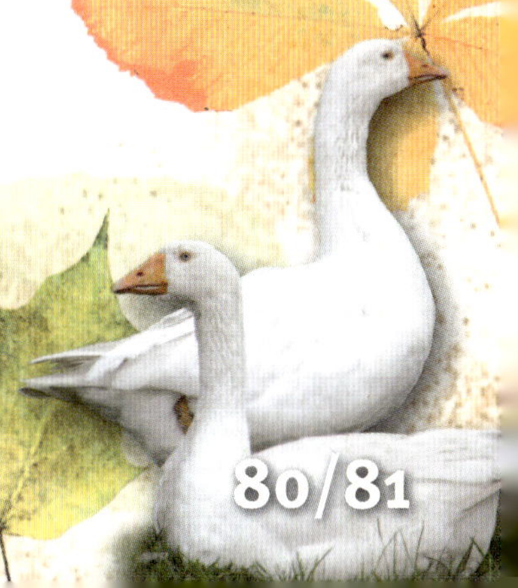

Herbstvergnügen, Andrea Friese © Vincentz Network GmbH & Co. KG, Hannover 2008, ISBN 978-3-86630-067-5

2. Gymnastik und Körperbewegung

Wir laden ein zum Gänseschmaus –

Ein Bewegungsspiel mit dem Würfel. Für jede Würfelzahl wird eine Bewegung festgelegt, die mit dem festlichen Gänseessen zu tun hat.

Beispiel:

1 = Gans rupfen
2 = Mit Apfelschnitzeln, Kastanien und Rosinen füllen
3 = In den Ofen schieben
4 = Klöße formen
5 = Die Soße umrühren
6 = Prost! Das Glas erheben

Reihum wird nun gewürfelt; alle führen die entsprechende Bewegung aus.

Anregung für die Sinne:

In gut sortierten Bastelgeschäften gibt es verschiedene Sorten Federn zu kaufen (z. B. von Gans, Fasan, Rebhuhn, Ente usw.)

Eine Auswahl an Federn wird reihum gereicht, angeschaut, sich damit über die Arme gestreichelt usw. Gemeinsam wird überlegt: Von welchem Federvieh könnten die einzelnen Federn stammen?

3. Zum Vorlesen

Einladung zur Martinsgans

Wenn der heilige Sankt Martin
Will der Bischofs-Ehr entfliehn,
Sitzt er in dem Gänsestall,
Niemand find't ihn überall,
Bis der Gänse groß' Geschrei
Seine Sucher ruft herbei.

Nun dieweil das Gickgackslied
Diesen heil'gen Mann verriet,
Dafür tut am Martinstag
Man den Gänslein diese Plag,
Dass ein strenges Todesrecht
Gehn muss über ihr Geschlecht.

Drum wir billig halten auch
Diesen alten Martinsbrauch,
Laden fein zu diesem Fest,
Unsre allerliebsten Gäst'
Auf ein Martinsgänslein ein
Bei Musik und kühlem Wein.

(Simon Dach, 1605 – 1659)

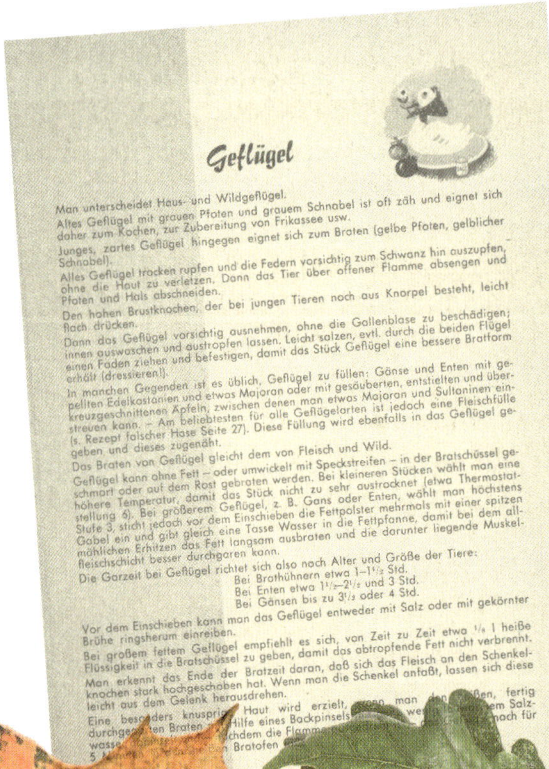

Geflügel

Man unterscheidet Haus- und Wildgeflügel.
Altes Geflügel mit grauen Pfoten und grauem Schnabel ist oft zäh und eignet sich
daher zum Kochen, zur Zubereitung von Frikassee usw.
Junges, zartes Geflügel hingegen eignet sich zum Braten (gelbe Pfoten, gelblicher
Schnabel).
Alles Geflügel trocken rupfen und die Federn vorsichtig zum Schwanz hin auszupfen,
ohne die Haut zu verletzen. Dann das Tier über offener Flamme absengen und
Pfoten und Hals abschneiden.
Den hohen Brustknochen, der bei jungen Tieren noch aus Knorpel besteht, leicht
flach drücken.
Dann das Geflügel vorsichtig ausnehmen, ohne die Gallenblase zu beschädigen;
innen auswaschen und austropfen lassen. Leicht salzen, evtl. durch die beiden Flügel
einen Faden ziehen und befestigen, damit das Stück Geflügel eine bessere Bratform
erhält (dressieren!).
In manchen Gegenden ist es üblich, Geflügel zu füllen: Gänse und Enten mit ge-
pellten Edelkastanien und etwas Majoran oder mit gesäuberten, entstielten und über-
kreuzgeschnittenen Äpfeln, zwischen denen man etwas Majoran und Sultaninen ein-
streuen kann. – Am beliebtesten für alle Geflügelarten ist jedoch eine Fleischfülle
(s. Rezept falscher Hase Seite 27). Diese Füllung wird ebenfalls in das Geflügel ge-
geben und dieses zugenäht.
Das Braten von Geflügel gleicht dem von Fleisch und Wild.
Geflügel kann ohne Fett – oder umwickelt mit Speckstreifen – in der Bratschüssel ge-
schmort oder auf dem Rost gebraten werden. Bei kleineren Stücken wählt man eine
höhere Temperatur, damit das Stück nicht zu sehr austrocknet (etwa Thermostat-
stellung 6). Bei größerem Geflügel, z. B. Gans oder Enten, wählt man höchstens
Stufe 3, sticht jedoch vor dem Einschieben die Fettpolster mehrmals mit einer spitzen
Gabel ein und gibt gleich eine Tasse Wasser in die Fettpfanne, damit bei dem all-
mählichen Erhitzen das Fett langsam ausbraten und die darunter liegende Muskel-
fleischschicht besser durchgaren kann.
Die Garzeit bei Geflügel richtet sich also nach Alter und Größe der Tiere:
Bei Brathühnern etwa 1–1½ Std.
Bei Enten etwa 1½–2½ und 3 Std.
Bei Gänsen bis zu 3½ oder 4 Std.
Vor dem Einschieben kann man das Geflügel entweder mit Salz oder mit gekörnter
Brühe ringsherum einreiben.
Bei großem fettem Geflügel empfiehlt es sich, von Zeit zu Zeit etwa ⅛ l heiße
Flüssigkeit in die Bratschüssel zu geben, damit das abtropfende Fett nicht verbrennt.
Man erkennt das Ende der Bratzeit daran, daß sich das Fleisch an den Schenkel-
knochen stark hochgeschoben hat. Wenn man die Schenkel anfaßt, lassen sich diese
leicht aus dem Gelenk herausdrehen.
Eine besonders knuspri[illegible] Haut wird erzielt, [illegible] man [illegible]ßen, fertig
durchge[illegible]ten Braten [illegible] Hilfe eines Backpinsels [illegible] we[illegible]em Salz-
wass[illegible]chdem die Flamm[illegible] noch für
5 [illegible] Bratofen [illegible]

4. Lieder zum Abschluss

Die Gänsekantate

1. Was haben wir Gänse für Kleider an?
Gi, ga, gack?
Wir gehen barfuß allezeit
In einem weißen Federkleid.
Gi, ga, gack!
Wir haben nur einen Frack.

2. Was trinken wir Gänse für einen Wein?
Gi, ga, gack?
Wir trinken nur den stärksten Wein,
Das ist der Gi – ga – Gänsewein,
Gi, ga, gack,
Ist stärker als Rum und Rak.

3. Was haben wir Gänse für eine Kost?
Gi, ga, gack!
Des Sommers gehn wir auf die Au
Des Winters speist die Bauersfrau
Gi, ga, gack!
Uns aus dem Hafersack.

4. Was reden wir Gänse für Sprachen doch?
Gi, ga, gack!
Und könnten Professoren sein –
Wir reden Griechisch und Latein
Gi, ga, gack!
Mit unserem Schnick und Schnack.

5. Was machen wir Gänse am Martinstag?
Gi, ga, gack!
Man führt uns aus dem Stall hinaus
Zu einem fetten Martinsschmaus –
Gi, ga, gick!
Und bricht uns das Genick.

*(August Heinrich Hoffmann
von Fallersleben, 1798 – 1874)*

Fuchs, du hast die Gans gestohlen

1. Fuchs, du hast die Gans gestohlen,
|: Gib sie wieder her, :|
|: Sonst wird dich der Jäger holen
Mit dem Schießgewehr. :|

2. Seine große, lange Flinte
|: Schießt auf dich den Schrot, :|
|: Daß dich färbt die rote Tinte,
Und dann bist du tot. :|

3. Liebes Füchslein, laß dir raten,
|: Sei doch nur kein Dieb! :|
|: Nimm, du brauchst nicht Gänsebraten,
Mit der Maus vorlieb. :|

(Ernst Anschütz, 1780 – 1861)

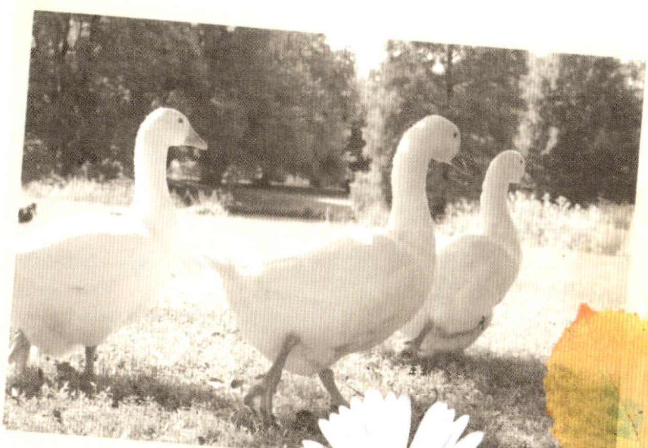

24. Kapitel

Rund um den Martinstag

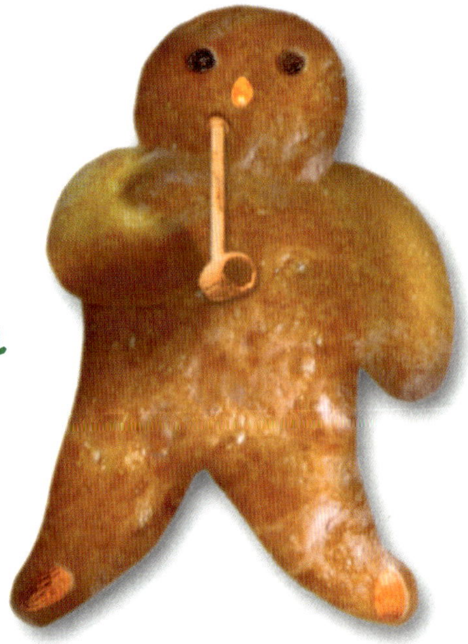

Material:

Für jeden TN ein buntes Stoff- oder Chiffontuch; für jeden TN einen Weckmann (Stutenkerl oder Piepenkerl im Westfälischen; Hefekerl, Grittibänz oder Teigmännli in der Schweiz; aber auch Printenmann, Hanselmann, Klasenmann), der zum Abschluss der Aktivierungsrunde überreicht wird. Als Tischdekoration einige Laternen oder bunte Windlichter aufstellen.

Vorbereitung:

Die Weckmänner werden in ein Körbchen gelegt.

1. Gespräch und Unterhaltung

Zu Beginn der Aktivierungseinheit bietet es sich an, die Geschichte vom geteilten Mantel vorzulesen. Die TN ergänzen jeweils die Zwillingsformeln.

Anregungen zum Gespräch:

- Wissen Sie, wer der geheimnisvolle Reiter war? *(Es handelt sich um Sankt Martin, den Bischof von Tours. An dieser Stelle kann man einen Weckmann hochhalten und darauf hinweisen, dass die Tonpfeife ursprünglich den Bischofsstab darstellen sollte. Dreht man den Kopf der Pfeife nach oben, kann man die Form noch erkennen.)*
- Wenn Kinder an der Tür singen:

  „Hier wohnt ein reicher Mann,
  der uns was geben kann,
  viel soll er geben, lange soll er leben …"

  Was sollten Sie ihnen dann geben? *(Es ist Brauch, den Kindern Süßigkeiten oder Obst zu geben. Früher sammelten die Kinder in der Stadt in der Nachbarschaft das Holz für das Martinsfeuer und bekamen zusätzlich noch Schleckereien.)*
- Welche weiteren Martinsbräuche kennen Sie? *(Laternenumzug, Martinsfeuer …)*
- Gab es in Ihrer Kindheit auch Laternenumzüge? Woraus haben Sie Ihre Laterne gebastelt? *(Erzählen lassen. Auf dem Land wurden früher und (teilweise heute noch) Martinslampen aus Kürbissen und Runkelrüben hergestellt.)*
- Was ist ein typisches Martinsessen? *(Die knusprig gebratene Martinsgans mit Äpfeln, Rosinen und Kastanien gefüllt.)*
- Am 11.11. ist der Martinstag. Was fällt Ihnen noch zu diesem Datum ein? *(Der „Elfte im Elften" gilt als der offizielle Karnevalsbeginn.)*

  ISBN 978-3-86630-067-5

Die Geschichte vom geteilten Mantel

Die TN ergänzen jeweils die Zwillingswörter.

Ein armer Mann sitzt am Stadttor, tagein ... *(tagaus)*, im Sommer und im ... *(Winter)*, bei Wind und ... *(Wetter)*. Er hat wenig Schutz vor Schnee und ... *(Eis)*. Viele beachten ihn nicht, wie er da bittet und ... *(bettelt)*, gekleidet in Sack und ... *(Asche)*, ohne Hab und ... *(Gut)*. Je nach Lust und ... *(Laune)* wirft ihm doch ein mitleidiger Mensch etwas Geld zu. Das reicht dann mehr schlecht als ... *(recht)* zum Leben. Nun fängt es noch an zu schneien, und Stunde um ... *(Stunde)* wird es kälter.
Die Kälte geht ihm durch Mark und ... *(Bein)*, und er zittert von Kopf bis ... *(Fuß)*. Ihm wird angst und ... *(bange)*, denn er fürchtet sich vor dem Erfrieren. Auf einmal hört er klar und ... *(deutlich)* in der Ferne Pferdegetrappel. Eine Reiterstaffel von Soldaten nähert sich mit Sang und ... *(Klang)* in Reih und ... *(Glied)*. Er streckt seine Hand um eine milde Gabe aus.
Doch – traurig, aber ... *(wahr)!* – die Männer reiten Seite an ... *(Seite)* an ihm vorbei.
Er ruft: „Helft mir, aus Gnade und ... *(Barmherzigkeit)!*" Doch man höre und ... *(staune)*: da hält einer der Soldaten an und sucht in seinem Geldbeutel nach Gold und ... *(Silber)*. Aber der Beutel ist leer. Nun steigt der Soldat von seinem Pferd, nimmt das Schwert und schneidet seinen Mantel ohne Wenn und ... *(Aber)* mitten entzwei. Er wirft dem Bettler den halben Mantel zu und wickelt sich den Rest selbst um den Leib. Der Bettler bedeckt sich von Kopf bis ... *(Fuß)* mit dem wärmenden Tuch und möchte dem Reiter danken, aber dieser ist schon auf und ... *(davon)*.

2. Gymnastik und Körperbewegung

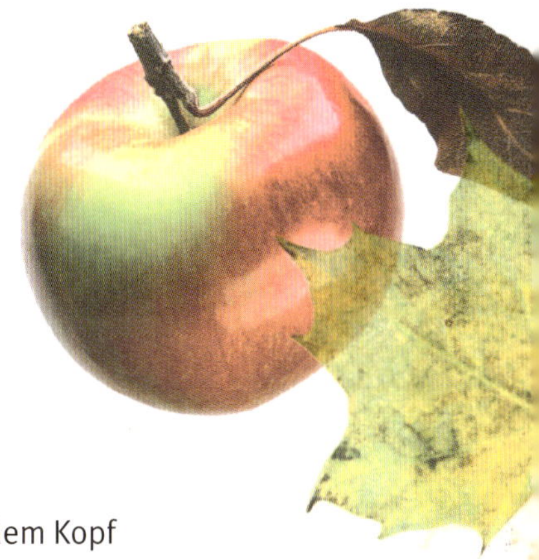

Bewegungsübungen mit Stoff- oder Chiffontüchern

- Das Tuch mit beiden Händen fest zusammenknüllen, hochwerfen und wieder auffangen: mit der rechten Hand, mit der linken, mit beiden Händen.
- Das Tuch mit beiden Händen an den Längszipfeln festhalten und ausschwenken.
- Das Tuch zu einer „Wurst" drehen und „auswringen".
- Einen Zipfel anfassen und wie ein Lasso schwenken.
- Das Tuch zu einer Rolle drehen, an beiden Seiten fassen, über den Kopf halten, hinter dem Kopf absenken; Arme wieder nach oben führen und das Tuch auf den Schoß (oder die Tischplatte) absenken.
- Das Tuch auf dem Schoß oder auf der Tischplatte ausbreiten, glatt streichen und zusammenfalten.

Anregung für die Sinne:

1. Jeder TN bekommt ein typisches Martinsgebäck (s. oben); es bietet sich an, dazu eine leckere Tasse Kakao zu reichen!

2. Wenn Sie etwas mehr Zeit haben: Backen Sie gemeinsam Martinshörnchen!

Hier das Rezept (für ca. 15 Hörnchen):
500 Gramm Mehl, 30 Gramm Hefe, 1 Ei, 80 Gramm Zucker, 60 Gramm Margarine, 1 Esslöffel Rumaroma, 1/4 Liter lauwarme Milch, 1 Eigelb

Das Mehl in eine Schüssel geben, in die Mitte eine Vertiefung drücken und die Hefe hineinbröckeln. Die Hefe mit 1 TL Zucker, 5 TL Milch und etwas Mehl verrühren und gehen lassen.

Nach 15 Minuten das Ei mit Zucker, Margarine, Salz, Rumaroma und Milch dazugeben. Alle Zutaten gut verkneten, bis sich der Teig vom Schüsselrand löst.

Gehen lassen, dann den Teig zum Rechteck formen, in spitzwinklige Dreiecke (ca. 15 cm lang) schneiden, diese von der breiten bis zur spitzen Seite hin aufrollen und zu Hörnchen formen.

Auf einem gefetteten Backblech nochmals gehen lassen. Das Eigelb mit 2 EL Milch verquirlen, auf die Hörnchen streichen und bei 200 Grad ca. 20 Minuten backen.

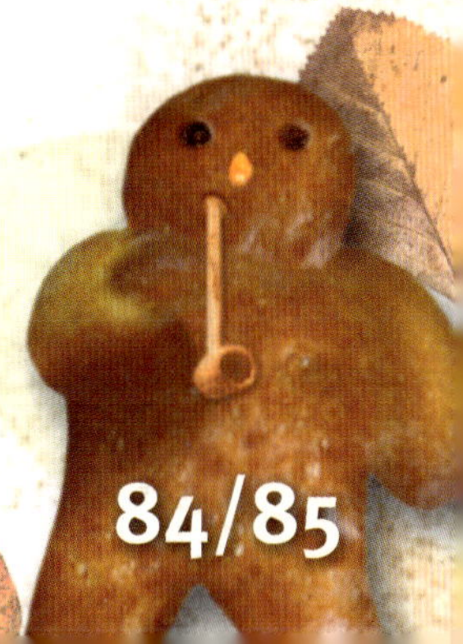

3. Zum Vorlesen

Kinderfest im Herbst

Doch ehe der Herbst uns ganz verlässt,
So bringt er uns noch ein Kinderfest:
Sobald es Abend, zieh'n wir aus
Und wandern singend von Haus zu Haus.

Und bitten dem heiligen Martin zu Ehren
Uns kleinen Kindern was zu bescheren.
Da reicht man uns Äpfel und Nüsse dar,
Zuweilen auch Honigkuchen sogar.

Wir sprechen unsern Dank dafür aus
Und wandern dann in ein anderes Haus.
Nun lasst uns heute singen auch
Wie's ist am Martinstag der Brauch!

(August Heinrich Hoffmann
von Fallersleben, 1798 – 1874)

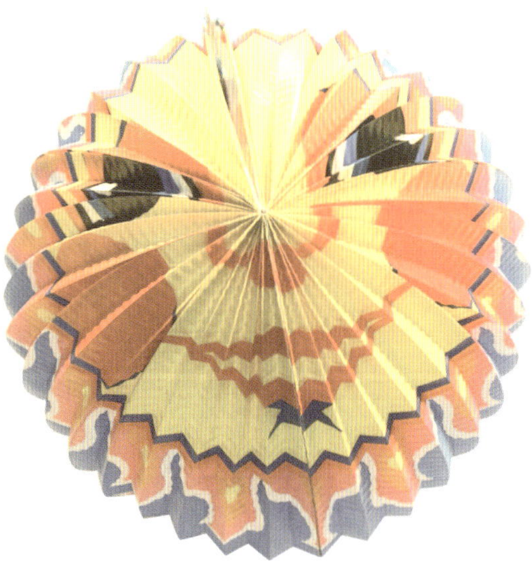

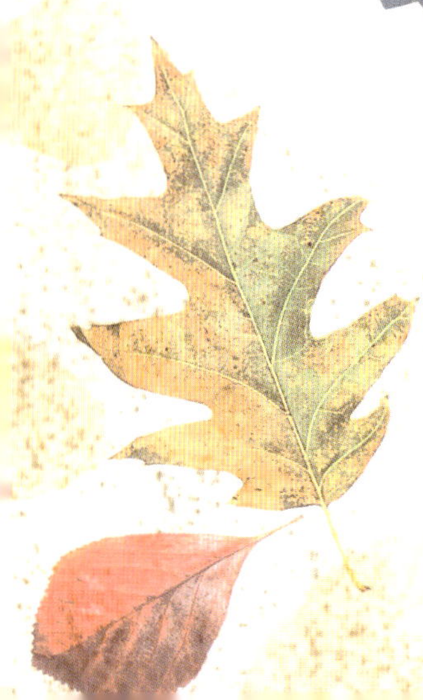

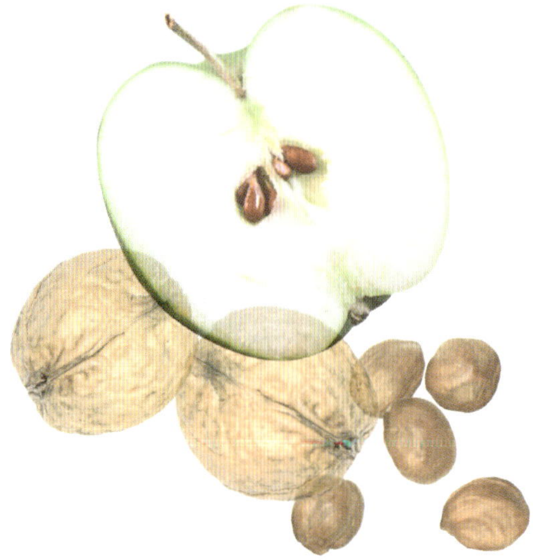

4. Lied zum Abschluss

Laternenlieder-Potpurri

Laterne, Laterne,
Sonne, Mond und Sterne.
Brenne auf mein Licht,
brenne auf mein Licht,
aber nur meine liebe Laterne nicht!

Hier wohnt ein reicher Mann,
der uns was geben kann.
Viel soll er geben,
lange soll er leben, selig soll er sterben
das Himmelreich erwerben.
Lasset uns nun weitergeh'n
und hier nicht zu lange stehn –
weitergeh'n!

Ich gehe mit meiner Laterne
und meine Laterne mit mir.
Dort oben leuchten die Sterne
und unten leuchten wir.
Mein Licht ist aus, ich geh' nach Haus',
rabimmel rabammel rabumm.

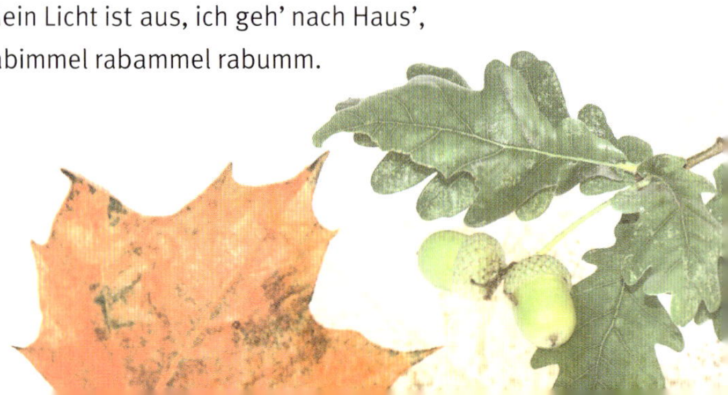

25. Kapitel

Wind

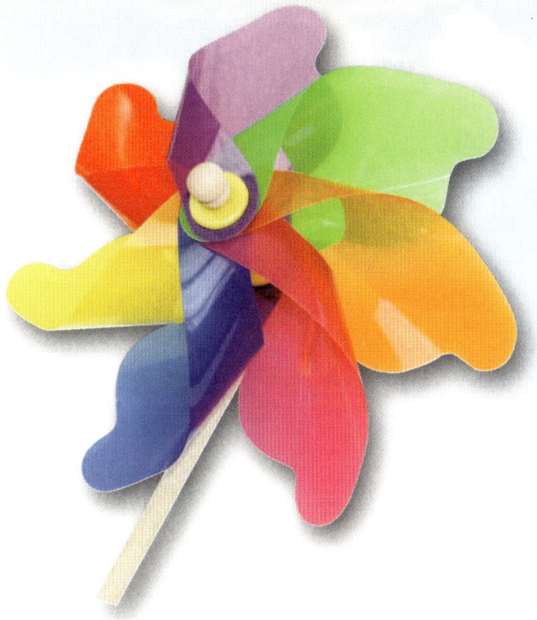

Material:

Zum Thema passendes Dekorationsmaterial, z. B. Herbstblätter, Kastanien, Eicheln, kleines Windrad, einen kleinen Drachen, ein kleines Segelboot.

Vorbereitung:

Das Material auf den Tisch legen.

1. Gespräch und Unterhaltung

Anregungen zum Gespräch:

- Zum Einstieg kann man eines der Gedichte vorlesen, z. B. „Hab Dank, du lieber Wind“.
- Der Wind spielt eine wichtige Rolle für Natur und Mensch. Wozu ist der Wind nützlich? *(Die TN erzählen von ihren Erfahrungen.)*
  - Die welken Blätter im Herbst machen Platz für neues Leben.
  - Die reifen Nüsse und Kastanien fallen von den Bäumen.
  - Segelboote treiben ins Meer.
  - Kinder lassen ihre Drachen steigen.
  - Die Wäsche wird sanft getrocknet.
  - Das geschnittene Getreide trocknet und kann gedroschen werden.
  - Die Windräder drehen sich und bringen Strom.
- Haben Sie schon einmal ein „stürmisches“ Erlebnis bei starkem Wind gehabt? *(Der eine oder andere TN kann sicher eigene Erlebnisse berichten, z. B. vom Urlaub, in dem das Zelt weggeflogen ist; von der Unterwäsche, die von der Leine gewirbelt wurde ...)*

Wortsammlung: Kennen Sie Wörter, die mit „Wind“ beginnen?

- Eine Gebäckart ist der ... *(Windbeutel)*.
- Ein schnelles Tier ist der ... *(Windhund)*.
- Ein Segelschiff heißt ... *(Windjammer)*.
- Ein Glasbehälter mit Kerze ist ein ... *(Windlicht)*.
- Ein Ort, an dem früher das Korn gemahlen wurde, ist die ... *(Windmühle)*.
- Eine Kinderkrankheit heißt ... *(Windpocken)*.
- Ein Orkan ist die größte ... *(Windstärke)*.
- Sie schützt die Fahrgäste im Auto: die ... *(Windschutzscheibe)*.

Ergänzen Sie:

- Schnell wie der ... *(Wind)*.
- Bei Wind und ... *(Wetter)*.
- Mach nicht solch einen Wirbel... *(wind)!*
- Das Geld können wir in den Wind ... *(schießen/schreiben)*.
- Sein Mäntelchen nach dem Wind ... *(hängen)*.
- Ich habe seine Warnung in den Wind ... *(geschlagen)*.
- Davon habe ich schon Wind ... *(bekommen)*.
- Ach, daher weht der ... *(Wind)!*
- Wer Wind sät, wird Sturm ... *(ernten)*.
- Hier pfeift der Wind aus einem anderen ... *(Loch)*.
- Der alte Seebär trotz Wind und ... *(Wetter)*.
- Sie bringt frischen ... *(Wind)!*
- Ein Liebesfilm heißt: Vom Winde ... *(verweht)*.
- Das ist der Wind, das himmlische ... *(Kind)*.

2. Gymnastik und Körperbewegung

Bewegungsgeschichte: Von der Windstille zum Sturm

Es ist ganz windstill, keine Luftbewegung ist zu spüren. Der See liegt ruhig und glatt. *(Die Handflächen streichen abwechselnd langsam über den Tisch: einmal mit der rechten Hand, einmal mit der linken Hand.)* Da kommt ein leiser Windzug auf und man sieht leichte Kräuselwellen auf der Oberfläche. *(Mit beiden Handflächen gleichzeitig sanft über die Tischplatte streichen.)* Eine leichte Brise kommt auf, der See bewegt sich in kleinen, kurzen Wellen. *(Die Hände krabbeln auf der Tischplatte parallel nach vorne, werden wieder zurückgezogen, krabbeln wieder nach vorne. Übung mehrmals durchführen.)* Erst kommt eine mäßige Brise, dann ein frische Brise auf: das Wasser bewegt sich in größeren Wellen, größere Zweige und Bäume bewegen sich im Wind. *(Arme nach oben strecken und langsam parallel nach rechts und links seitwärts führen, dabei den Rumpf mitnehmen.)* Der Wind wird stark: die Wellen brechen sich, man hört den Wind pfeifen. *(Die Arme bleiben weiter nach oben gestreckt, die Bewegungen nach rechts und links seitwärts werden stärker ausgeführt, dabei kann man leise pfeifen.)* Nun dreht der Wind auf Stärke 7 auf: wir haben Mühe, gegen den Wind zu gehen. *(Die Arme ineinander verschränken und vor die Stirn führen; Kopf und Oberkörper nach rechts und links wiegen.)* Plötzlich hört der Wind so unvermittelt auf wie er angefangen hat, und plötzlich kommt die Sonne hinter den Wolken hervor! *(Beide Arme nach oben strecken und jeweils mit einem seitlichen Bogen langsam nach unten führen.)*

3. Zum Vorlesen

Hab Dank, du lieber Wind!

Ich bin in den Garten gegangen
Und mag nicht wieder hinaus.
Die goldigen Äpfel prangen
Mit ihren roten Wangen
Und laden ein zum Schmaus.

Wie ist es anzufangen?
Sie sind mir zu hoch und fern.
Ich sehe sie hangen und prangen
Und kann sie nicht erlangen
Und hätte doch einen gern!

Da kommt der Wind aus dem Westen
Und schüttelt den Baum geschwind
Und weht herab von den Ästen
Den allerschönsten und besten —
Hab Dank, du lieber Wind!

(August Heinrich Hoffmann von Fallersleben, 1798 – 1874)

Anregung für die Sinne:

Jeder TN bekommt ein Wattebällchen.

Mögliche Aufgaben:

- Zum gegenübersitzenden TN pusten;
- Auf einem Tablett ein Zielfeld markieren, in das hineingepustet werden soll;
- Um Hindernisse herum in ein bestimmtes Zielfeld pusten;
- Farbige Blätter auf den Tisch kleben; die TN versuchen, mit der Watte ein bestimmtes Farbfeld zu treffen.

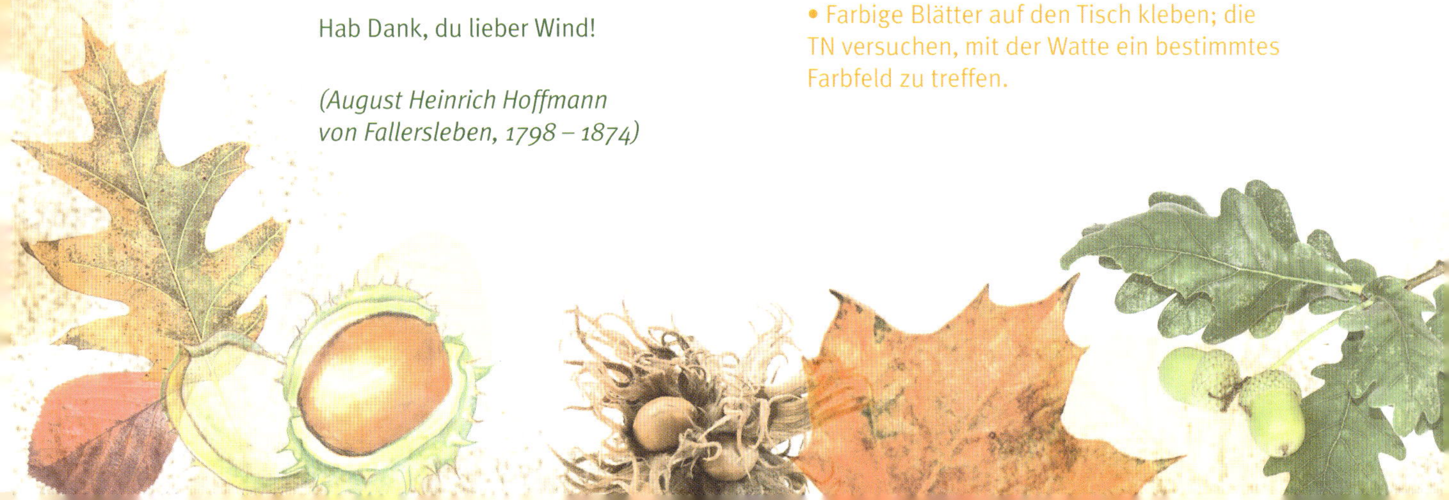

4. Lied zum Abschluss

Wir sind durch Deutschland gefahren

1. Wir sind durch Deutschland gefahren
Vom Meer bis zum Alpenschnee
|: Wir haben noch Wind in den Haaren
Den Wind von Bergen und Seen. :|

2. In den Ohren das Brausen vom Strome
Der Wälder raunender Sang
|: Das Geläut von den Glocken der Dome
Der Felder Lerchengesang. :|

3. In den Augen das Leuchten der Sterne
Das Flimmern der Heidsonnenglut
|: Und tief in der Seele das Ferne
Das Sehnen das nimmermehr ruht. :|

4. Wir sind durch Deutschland gefahren
Vom Meer bis zum Alpenschnee
|: Wir werden noch weiter fahren
Um neue Lande zu sehn. :|

(Volkslied aus dem 19. Jh.)

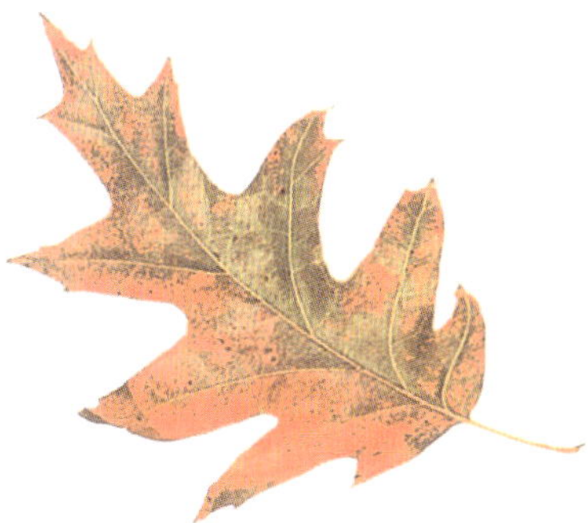

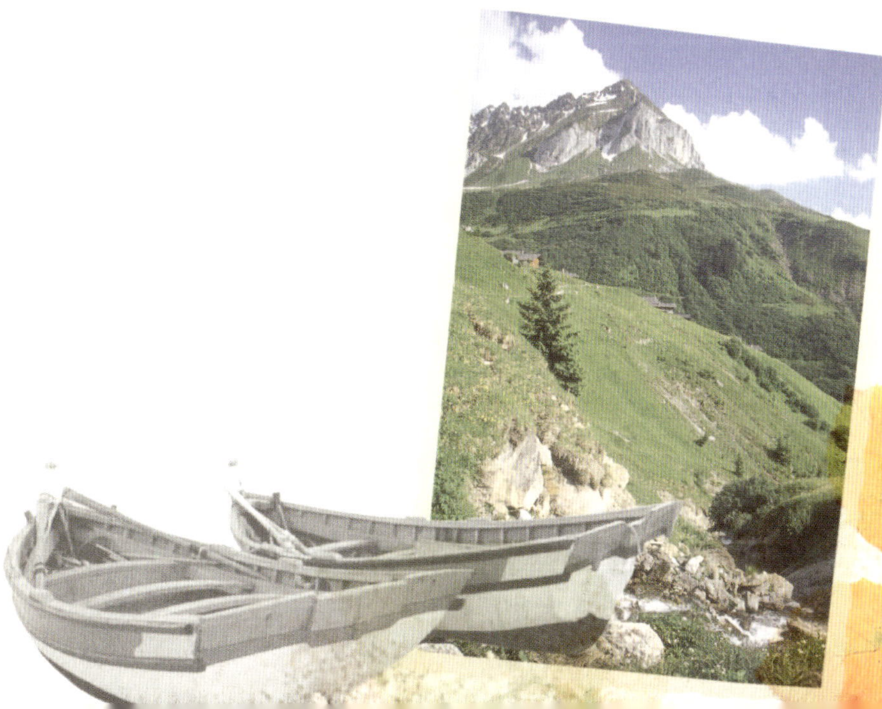

Regen

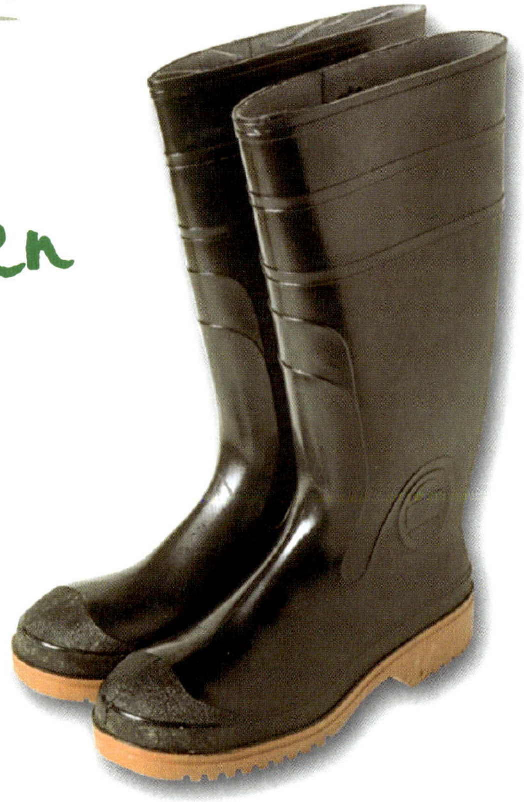

Material:

Evtl. einen Knirps (zusammenklappbarer Regenschirm) und/oder eine Regenhaube zum Zeigen bereitlegen.

Vorbereitung:

Utensilien bereithalten.

1. Gespräch und Unterhaltung

Anregungen zum Gespräch:

- Sie kennen sicherlich den Spruch: Es gibt kein schlechtes Wetter – man muss sich nur richtig anziehen. Was meinen Sie – stimmt das? *(Diskutieren lassen.)*
- Haben Sie schon einmal einen total verregneten Urlaub gehabt? Was haben Sie in dieser Zeit unternommen? *(Erzählen lassen.)*
- Sind Sie schon einmal von einem richtigen Wolkenbruch überrascht worden? *(Erzählen lassen; hier kann man auch eigene Erlebnisse einflechten.)*
- Was kann man anziehen, wenn es draußen regnet? *(Gummistiefel, Regenhose, Regenmantel, Regenjacke, Regencape, Ostfriesennerz, Südwester, Regenhaube ...)*
- Was sollte man als Regenschutz für unterwegs mitnehmen? *(Schirm, Knirps, Regenhaube ...)*

Redensarten ergänzen:

- Man kommt vom Regen in die ... *(Traufe)*.
- Ich lasse dich nicht im Regen ... *(stehen)!*
- Draußen regnet es Bind... *(fäden)*.
- Unverhofft bekomme ich einen Geld... *(regen)!*
- Morgenrot mit Regen ... *(droht)*.
- Ich bin gespannt wie ein Regen... *(schirm)!*

2. Gymnastik und Körperbewegung

- Es fängt an zu regnen. *(Mit den Fingern sachte auf den Tisch klopfen.)*
- Der Regen wird stärker. *(Die Finger trommeln lauter.)*
- Ein Wind kommt auf. *(Die Handflächen aneinanderreiben, immer schneller.)*
- Wir öffnen unseren Schirm. *(Entsprechende Armbewegungen (rechter Arm wird nach oben geführt).)*
- Der Schirm schützt uns. *(Beide Hände bilden über dem Kopf ein Dach.)*
- Es hört auf zu regnen, wir schütteln den Schirm aus. *(Schüttelbewegungen nach oben und unten, Schirm zusammenklappen (rechten Arm von oben nach unten führen).)*
- Die Sonne kommt hervor. *(Beide Arme nach oben führen und jeweils mit einem Halbkreis die Sonne andeuten.)*

3. Zum Vorlesen

Ein Lied um Regen

Regen, komm herab!
Unsre Saaten stehn und trauern,
Und die Blumen welken.

Regen, komm herab!
Unsre Bäume stehn und trauern!
Und das Laub verdorret.

Und das Vieh im Felde schmachtet,
Und brüllt auf zum Himmel.

Und der Wurm im Grase schmachtet,
Schmachtet und will sterben.

Laß doch nicht die Blumen welken!
Nicht das Laub verdorren!
O, laß doch den Wurm nicht sterben!
Regen, komm herab!

(Matthias Claudius, 1740 – 1815)

Anregung für die Sinne:

Stellen Sie für Ihre TN „Regenmacher“ her! Das geht ganz einfach: In eine Pappröhre werden mit einem Hammer spiralförmig im Kreis umlaufend in einem Abstand von 2 – 3 cm Nägel in die Rolle geschlagen. Die Nägel müssen die Länge des Durchmessers der Rolle haben. Nach dem Befüllen der Rolle mit ca. einer Tasse Maiskörner wird diese verschlossen und evtl. bemalt oder verziert. Durch leichtes Schütteln oder Drehen entstehen unterschiedliche Regengeräusche.

Schlechtes Wetter

Liese, es regnet Seile;
Ich sterbe vor Langerweile.
Ich glaube, die Blasen schwimmen dort –
Jetzt regnet's vier Wochen immer so fort.
Ich sollte der Liebe Gott mal sein.
Da gäb' es Regen bloß bei Nacht,
und immer wär' es Sonnenschein,
wann ich im Bett wär' aufgewacht.

(Victor Blüthgen, 1844 – 1920)

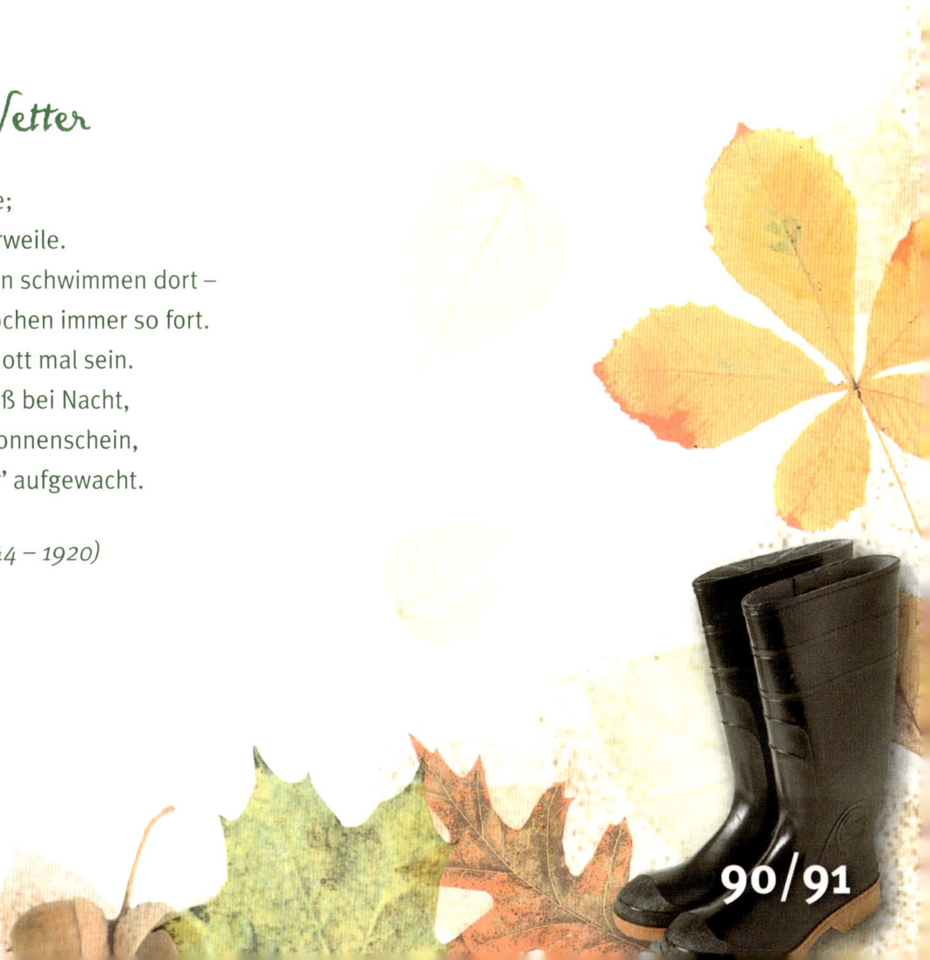

November

Solchen Monat muss man loben
keiner kann wie dieser toben,
keiner so verdrießlich sein
und so ohne Sonnenschein!

Keiner so in Wolken maulen,
keiner so mit Sturmwind graulen!
Und wie nass er alles macht!
Ja, es ist 'ne wahre Pracht!

Seht das schöne Schlackerwetter!
Und die armen welken Blätter,
wie sie tanzen in dem Wind
und so ganz verloren sind!

Wie der Sturm sie jagt und zwirbelt
und sie durcheinander wirbelt
und sie hetzt ohn' Unterlass:
ja, das ist Novemberspaß!

Und die Scheiben, wie sie rinnen!
Und die Wolken, wie sie spinnen
ihren feuchten Himmelstau
ur und ewig, trüb und grau!

Auf dem Dach die Regentropfen:
wie sie pochen, wie sie klopfen!
Schimmernd hängt's an jedem Zweig,
einer dicken Träne gleich.

Oh wie ist der Mann zu loben
der solch unvernünft'ges Toben
schon im voraus hat bedacht
und die Häuser hohl gemacht:

so, dass wir im Trocknen hausen
und mit stillvergnügtem Grausen
und in wohlgeborgner Ruh
solchem Greuel schauen zu.

(Heinrich Seidel, 1842 – 1906)

4. Lied zum Abschluss

Heile, heile Segen

1. Heile, heile Segen!
Morgen gibt es Regen,
Übermorgen Schnee,
Und jetzt tut's nimmer weh.

2. Heile, heile Segen!
Drei Tag' Regen,
Drei Tag' Schnee,
Morgen tut es nimmer weh.

(mündlich überliefert)

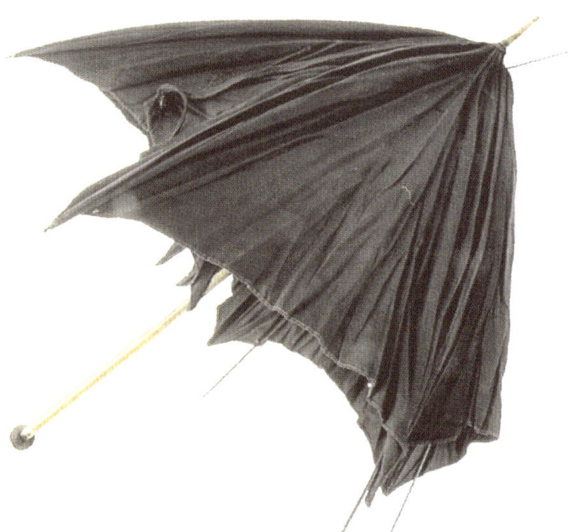

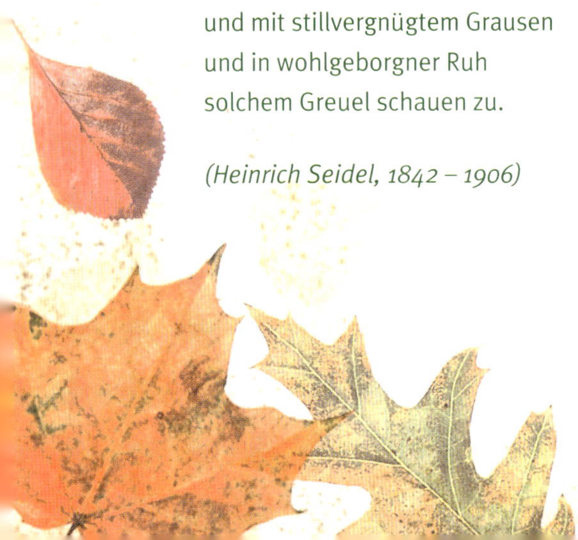

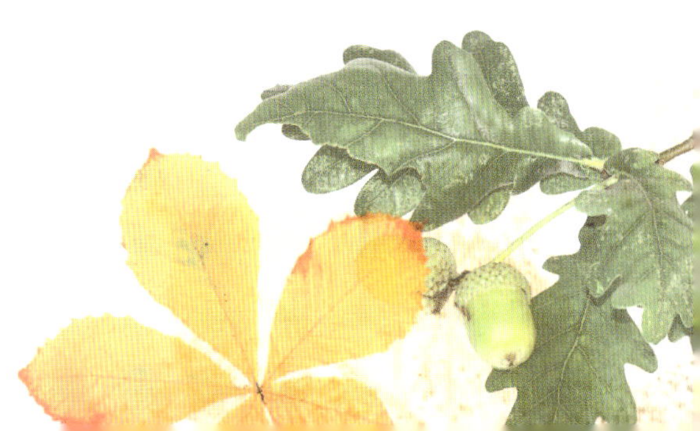

27. Kapitel

Schirm

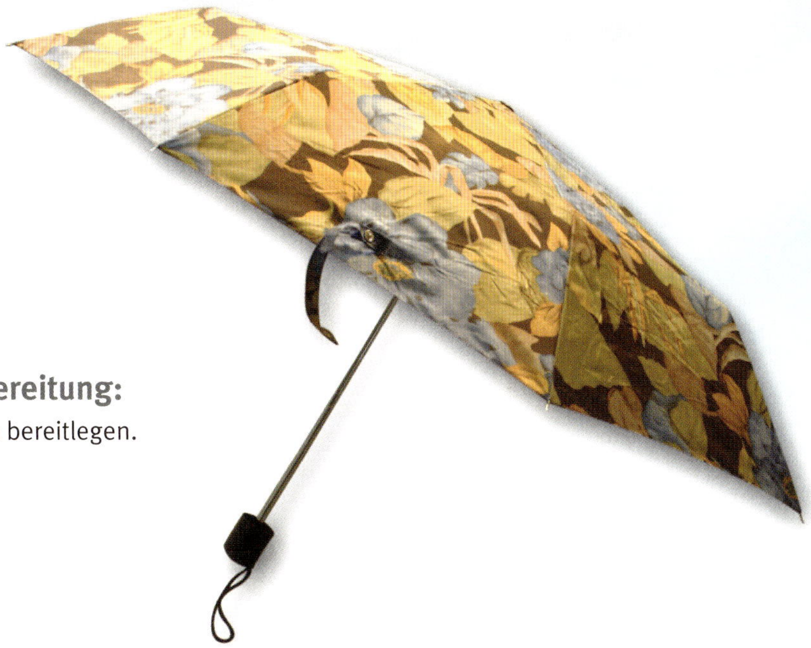

Material:
Falls vorhanden: einen Taschenschirm oder Knirps mitbringen.

Vorbereitung:
Schirm bereitlegen.

1. Gespräch und Unterhaltung

Anregungen zum Gespräch:

- Früher gehörte der Schirm – neben Hut und Handschuhen – zur Ausgehgarderobe der „Dame“. Hatten Sie einen Lieblingsregenschirm? Oder bevorzugten Sie die handlichere Regenhaube? *(Erzählen lassen.)*
- Haben Sie schon einmal einen Schirm irgendwo stehen oder liegen gelassen und sich darüber geärgert? *(Z. B. im Zug, im Geschäft ... Erlebnisse erzählen lassen.)*
- Ist Ihnen schon einmal bei starkem Sturm ein Schirm kaputtgegangen? *(Erzählen lassen.)*
- Wie nennt man einen kleinen, zusammenklappbaren Schirm für die Tasche? *(Falls ein „Knirps“ vorhanden ist, können Sie dessen Funktionsweise einmal vorführen.)*

Wir suchen verschiedene Arten von Schirmen, die Sie alle kennen:

- Fallen Tropfen von oben, brauchen wir einen ... *(Regenschirm)*.
- Im Sommer sitzen wir im Garten unter dem ... *(Sonnenschirm)*.
- Die Glühbirne ist verdeckt vom ... *(Lampenschirm)*.
- Beim Sprung aus dem Flugzeug braucht man den ... *(Fallschirm)*.
- Das Fernsehgerät hat einen ... *(Bildschirm)*.
- Der Facharzt besitzt einen ... *(Röntgenschirm)*.

Anregung für die Sinne:

Jeder TN bekommt ein kleines, buntes Schirmchen aus Papier (Partyzubehör, z. B. für Eisbecher; möglichst unterschiedliche Farben und Muster). Die Schirmchen werden geöffnet; jeder beschreibt seins. Anschließend werden sie wieder eingesammelt. Die Fachkraft hält die Schirmchen wieder einzeln hoch: Wem gehörte das Grüne mit der Rosengirlande? Wem das Gelbe mit den Schriftzeichen?

 © Vincentz Network GmbH & Co. KG, Hannover 2008, ISBN 978-3-86630-067-5

2. Gymnastik und Körperbewegung

Bewegung im Rhythmus: Ein Hut, ein Stock, ein Regenschirm

Sie kennen sicher noch den folgenden Reim aus Ihrer Kindheit. Man fasste sich an die Hände und sagte ihn beim gemeinsamen Marschieren auf. Versuchen wir einmal, beim Sprechen der Silben die folgenden Bewegungen zu machen:

Eins und zwei und drei und vier und fünf und sechs und sieben und acht (*beide Fäuste auf den Tisch: abwechselnd nach rechts und links, nach vorne und zurück tippen*), ein Hut (*Hut zum Gruß heben),* ein Stock, ein Regenschirm (*Arm über Kopf halten),* und vorwärts, rückwärts, seitwärts, (*Fäuste entsprechend auf den Tisch), ran* (*tippen)* und ...

Ein Mal wiederholen!

3. Zum Vorlesen

Die Geschichte vom fliegenden Robert

Wenn der Regen niederbraust,
Wenn der Sturm das Feld durchsaust,
Bleiben Mädchen oder Buben
Hübsch daheim in Ihren Stuben. –
Robert aber dachte: Nein!
Das muß draußen herrlich sein! –
Und im Felde patschet er
Mit dem Regenschirm umher.

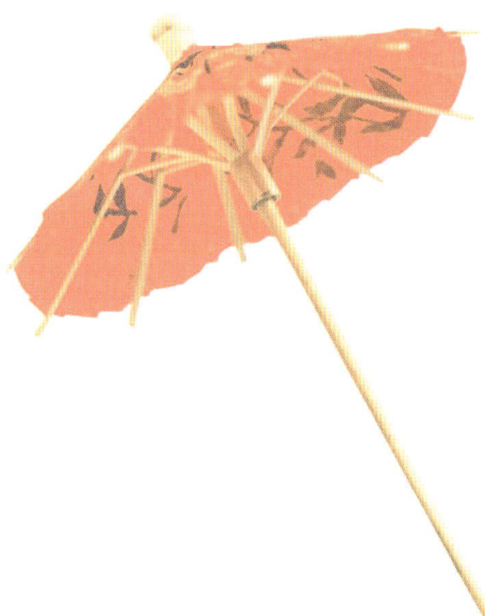

Hui, wie pfeift der Sturm und keucht,
Daß der Baum sich niederbeugt!
Seht! Den Schirm erfaßt der Wind,
Und der Robert fliegt geschwind
Durch die Luft so hoch, so weit;
Niemand hört ihn, wenn er schreit.
An die Wolken stößt er schon,
Und der Hut fliegt auch davon.

Schirm und Robert fliegen dort
Durch die Wolken immer fort.
Und der Hut fliegt weit voran,
Stößt zuletzt am Himmel an.
Wo der Wind sie hingetragen,
Ja, das weiß kein Mensch zu sagen.

(Heinrich Hoffman, 1809 – 1894)

November

Irgendwo im Garten draußen
Durch den Regen aus und ein
Zwitschert leis ein Vögelein.

Irgendwo, ich kann's nicht sehen,
Es ist alles gar so schwer,
Und es regnet immer mehr!

Und ich sitz und hör und horche
Auf das Zwitschern hin und her,
Und mir ist mit einem Mal,
Wie wenns ein Gruß von meinem
Liebsten wär!

Und ich sitz und hör und horch und
Guck und lach in mich hinein.
Meinetwegen, ja! mags regnen!
Meinetwegen, ja! mags schnein
Wie es will, und Winter sein!

Still versteckt im Garten draußen
Zwitschert leis ein Vögelein!

(Cäsar Flaischlen, 1864 – 1920)

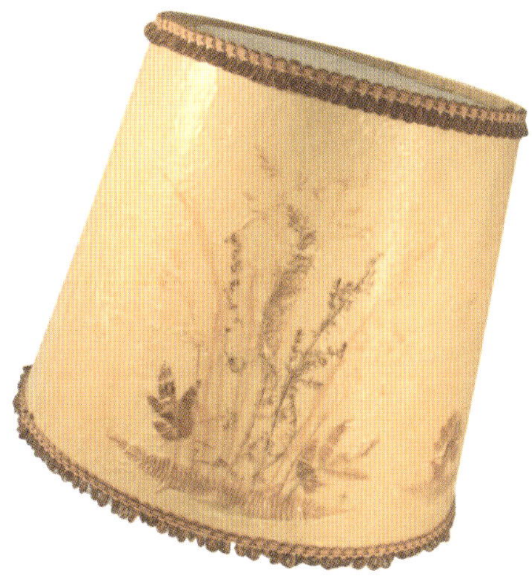

4. Lied zum Abschluss

Es regnet

1. Es regnet, es regnet, die Erde wird nass.
Da freu'n sich die Kinder, da wächst auch das Gras.

2. Es regnet, es regnet, es regnet seinen Lauf.
Und wenn's genug geregnet hat, dann hört es wieder auf.

3. Es regnet, es regnet, der Kuckuck wird nass.
Wir sitzen im Trocknen, was schadet uns das?

(mündlich überliefert)

28. Kapitel

Herbstfarben

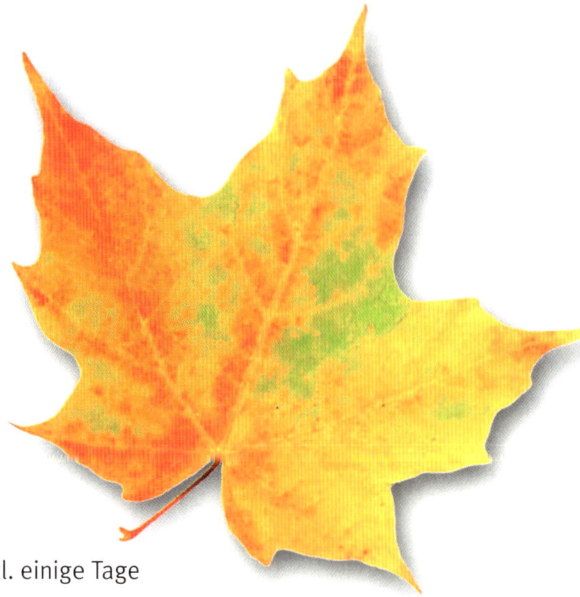

Material:

Herbstblätter in verschiedenen Farbnuancen, Knöpfe aus der Knopfdose, evtl. eine Schale mit Herbstfrüchten, z. B. Maiskolben, (Zier-)Kürbisse, Quitten, Weintrauben …

Vorbereitung:

Schöne Blätter in bunten Herbstfarben sammeln, evtl. einige Tage vorher pressen und trocknen (damit sie glatt bleiben und sich nicht wellen), Früchte des Herbstes bereitstellen.

1. Gespräch und Unterhaltung

Anregungen zum Gespräch:

- Welche ist Ihre Lieblingsfarbe? *(Erzählen lassen; evtl. auch auf die Farbe der Kleidung eingehen, die die Teilnehmer tragen.)*
- Welche Farben passen gut zu der Jahreszeit „Herbst“? *(Gelb, orange, rot, hellbraun, dunkelbraun …)*
- Die Früchte des Herbstes haben diese Farben *(jeweils ergänzen lassen):*
  - Pflaumen sind … *(blau)*
  - Kürbisse sind …*(orange, grün, weiß …)*
  - Quitten sind … *(gelb)*
  - Weintrauben sind … *(hellgrün oder blau/rot)*
  - Pfirsiche sind … *(gelb oder rot = alte Sorte)*
  - Brombeeren sind … *(schwarz)*
  - Spinat ist … *(grün)*
  - Mais ist … *(gelb)*

Kleines Farben-Quiz:

- Wer betrunken ist, ist … *(blau).*
- Jemand, der noch keine Erfahrung hat, ist noch grün hinter den … *(Ohren).*
- Der Schiedsrichter zeigt die rote … *(Karte).*
- Der schlechte Schüler bekommt einen Blauen … *(Brief).*
- Das ist ja nicht gerade das Gelbe vom … *(Ei)!*
- Der Gärtner hat einen grünen … *(Daumen).*
- Wer unschuldig ist, hat eine weiße … *(Weste).*
- Die Königin von England hat in ihren Adern blaues … *(Blut).*
- Lassen Sie sich keine grauen Haare … *(wachsen)!*

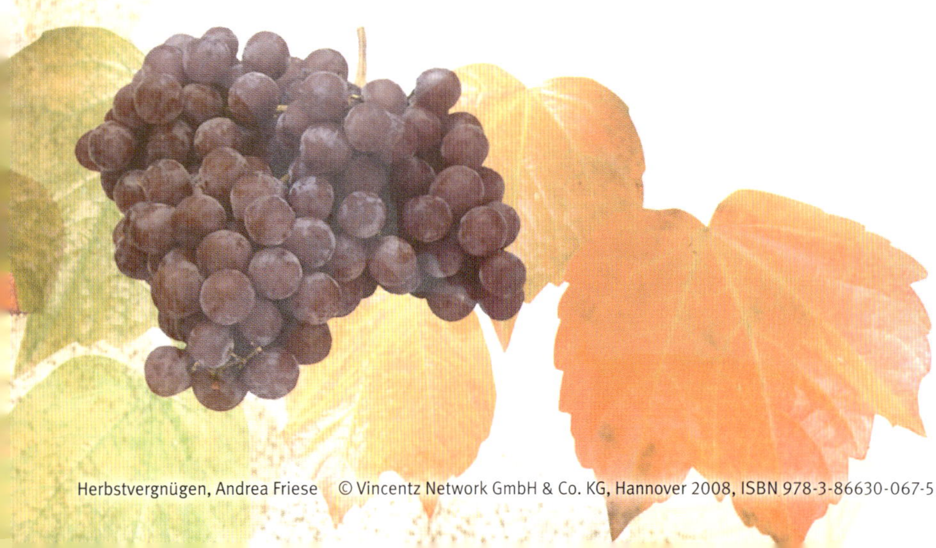

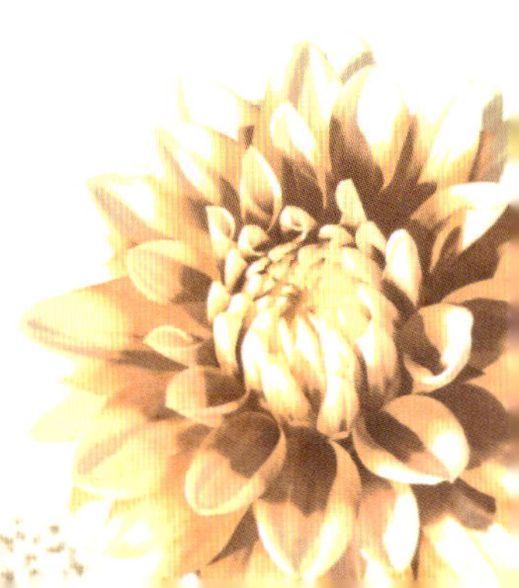

Herbstvergnügen, Andrea Friese © Vincentz Network GmbH & Co. KG, Hannover 2008, ISBN 978-3-86630-067-5

Ergänzen Sie:

Gestern unternahmen wir eine Fahrt ins ... *(Blaue)*. Unterwegs sangen wir das Lied: „Blau, blau, blau blüht der ... *(Enzian)!*“ Wir kehrten in einem Wirtshaus ein, wo uns der rote Teppich ... *(ausgerollt wurde)*. Der Wein war sehr lecker, und wir riefen der Wirtin immer wieder zu: „Das Gleiche in ... *(Grün)*!“. Auf einmal wurde mir schwarz vor den ... *(Augen)* und ich sah lauter weiße ... *(Mäuse)*. Da hatte ich doch so viel getrunken, dass ich ziemlich blau ... *(war)*. Wir fuhren sofort nach Hause, und zum Glück zeigten die Ampeln grüne ... *(Welle)*. Zuhause schlief ich mich dann aus. Da bin ich noch einmal mit einem blauen Auge davon... *(gekommen)*! Diesen Tag werde ich mir im Kalender rot ... *(anstreichen)*.

2. Gymnastik und Körperbewegung

Spiele mit Herbstblättern

- Jeder TN bekommt einige Blätter und sortiert sie in farblichen Abstufungen vor sich auf dem Tisch.
- Jeder TN sucht sich ein Blatt aus und belegt es mit zwei Knöpfen aus der Knopfdose als Gesicht. Ein Knebelknopf passt da wunderbar als Mund!

3. Zum Vorlesen

Der Herbst steht auf der Leiter

Der Herbst steht auf der Leiter
und malt die Blätter an,
ein lustiger Waldarbeiter,
ein froher Malersmann.

Er kleckst und pinselt fleißig
auf jedes Blattgewächs,
und kommt ein frecher Zeisig,
schwupp, kriegt der auch nen Klecks.

Die Tanne spricht zum Herbste:
Das ist ja fürchterlich,
die andern Bäume färbste,
was färbste nicht mal mich?

Die Blätter flattern munter
und finden sich so schön.
Sie werden immer bunter.
Am Ende falln sie runter.

(Peter Hacks, Der Herbst steht auf der Leiter; aus : Peter Hacks, Der Flohmarkt © Eulenspiegel Verlag, Berlin 2001)

Der Herbst

Hallo! Die Türen aufgetan!
Hör zu, wer hören will!
Ich bin der Herbst, ein lust'ger Mann,
ich steh' nicht lange still!

Heut fahr' ich Gerst' und Hafer ein
und trag' den Erntekranz,
und abends dann beim kühlen Wein
mach' ich Musik und Tanz.

Und morgen auf die Bäum' hinauf!
Kopf weg und aufgepaßt!
Hei, wie das rot und gelb zuhauf
herunterschlägt vom Ast!

Ein andermal dann in dem Wald,
da blas' ich auf zur Pirsch.
Der Jäger kommt, die Büchse knallt,
hussa, sie traf den Hirsch!

Hussa! Wie das im Walde klingt,
im grünen, stillen Raum,
wo sich die Eichkatz' munter schwingt
im Nu von Baum zu Baum.

Ich bin der Herbst, ihr kennt mich,
ich steh nicht gerne still.
Hallo, Hallo! Drum tummle sich,
wer fröhlich werden will!

(Robert Reinick, 1805 – 1852)

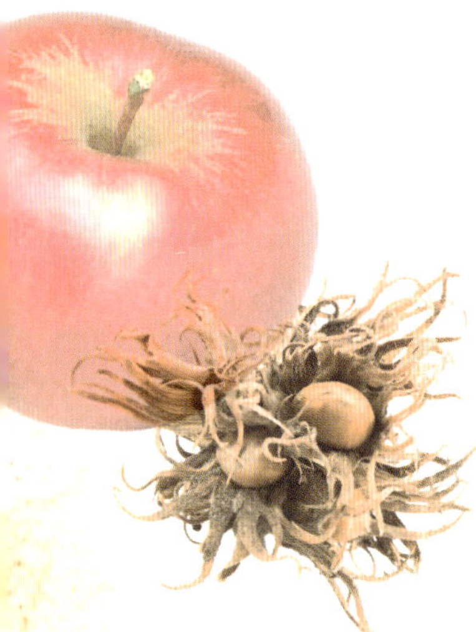

Anregung für die Sinne:

Gestalten Sie gemeinsam mit den TN einen bunten Herbstgarten für den Tisch! Auf einer flachen Schale können Sie z. B. arrangieren:

- bunte Herbstblätter
- kleine Zierkürbisse in verschiedenen Farben
- Eicheln, Bucheckern, Kastanien
- Hagebutten
- Lampionblumen

Evtl. mit Kastanien und Streichhölzern einige Tiere basteln und dazustellen.

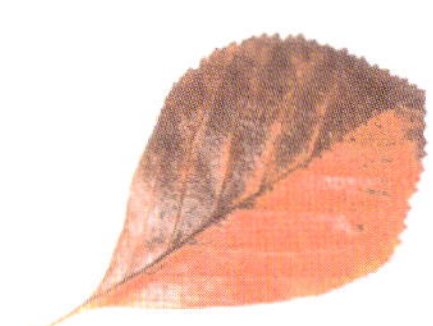

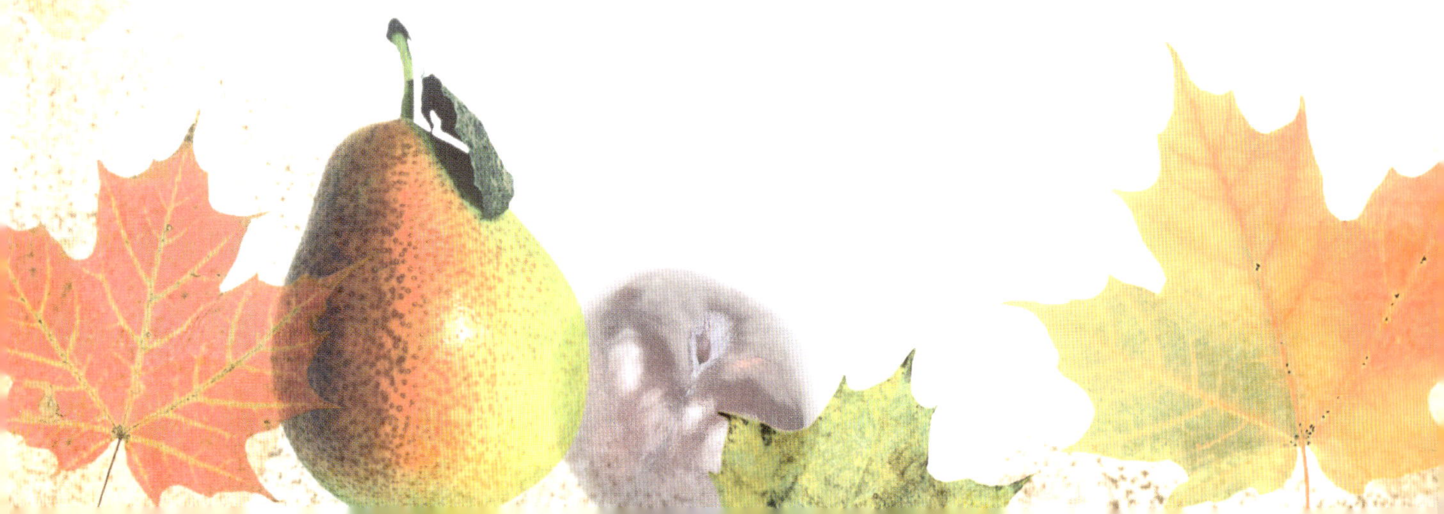

4. Lied zum Abschluss

Herbstlied

1. Bunt sind schon die Wälder,
Gelb die Stoppelfelder,
Und der Herbst beginnt.
Rote Blätter fallen,
Graue Nebel wallen,
Kühler weht der Wind.

2. Wie die volle Traube,
Aus dem Rebenlaube,
Purpurfarbig strahlt!
Am Geländer reifen
Pfirsiche mit Streifen
Rot und weiß bemalt.

3. Sieh! Wie hier die Dirne
Emsig Pflaum' und Birne
In ihr Körbchen legt!
Dort, mit leichten Schritten,
Jene goldne Quitten
In den Landhof trägt!

4. Flinke Träger springen,
Und die Mädchen singen,
Alles jubelt froh!
Bunte Bänder schweben,
Zwischen hohen Reben,
Auf dem Hut von Stroh!

5. Geige tönt und Flöte
Bei der Abendröte
Und im Mondenglanz;
Junge Winzerinnen
Winken und beginnen
Deutschen Ringeltanz.

*(Johann Gaudenz Freiherr
von Salis-Seewis, 1762 – 1834)*

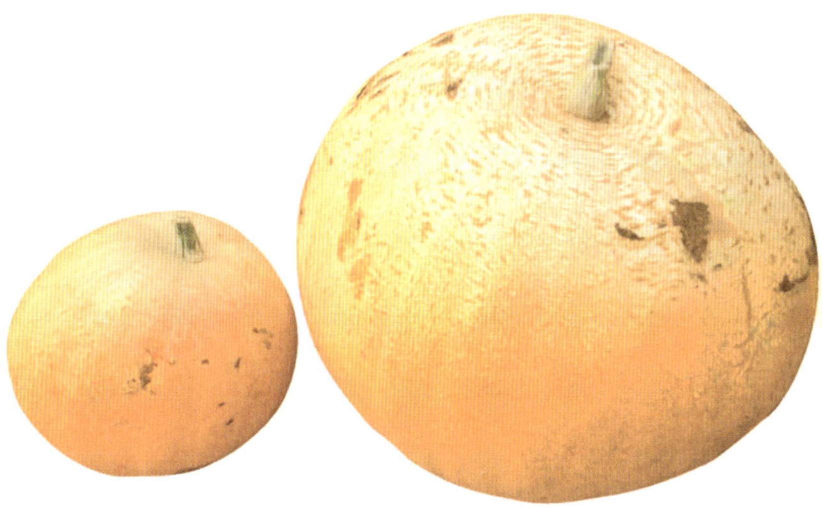

Verzeichnis der Lieder

Verzeichnis der Gedichte und Geschichten

Arbeitshilfen und Literatur

1. Arbeitshilfen

Bundesverband Gedächtnistraining (Hrsg.); Oppel, Bernhard: Auf wieder hören 1. Übungen für den Hörsinn – Audio-CD 1, Eigenverlag 2002 mit Begleitheft.

Die CD enthält 88 Hörübungen zum ganzheitlichen Gedächtnistraining aus ganz unterschiedlichen Bereichen: Operetten, Schlager, Volks- und Weihnachtslieder, Instrumente, Küchen- und Alltagsgeräusche, Stimmen alter Stars und Lieder zum Mitsingen.
BEZUG: Bundesverband Gedächtnistraining, Friedensweg 3, 57462 Olpe-Dahl, www.BVGT.de

Bundesverband Gedächtnistraining (Hrsg.); Oppel, Bernhard: Auf wieder hören 2. Übungen für den Hörsinn – Audio-CD 2, Eigenverlag 2004 mit Begleitheft.

Die CD enthält 97 Ton- und Klangbeispiele zum ganzheitlichen Gedächtnistraining aus ganz unterschiedlichen Bereichen: Berühmte Werke großer Komponisten/Tänze/Städtenamen in Liedern/Nationalhymnen europäischer Länder/Sprachen europäischer Länder/Fragmente aus Reimen, Gedichten und Balladen/Geräuschkulissen von Berufen und Orten/Geräusche von Fortbewegungs- und Transportmitteln. Damit lässt sich die auditive Wahrnehmung trainieren; darüber hinaus kann die CD aber auch als Auflockerungselement bei unterschiedlichsten Themenbereichen eingesetzt werden. Das Begleitheft enthält Informationen, Gesprächsanregungen und einige Übungen zu den verschiedenen Themen.
BEZUG: Bundesverband Gedächtnistraining, Friedensweg 3, 57462 Olpe-Dahl, www.BVGT.de

Fotokiste - Zur Biografiearbeit mit dementen Menschen, Vincentz Network 2002

30 Fotos mit aktuellen Alltagsmotiven auf festem Karton

i.m.a – information.medien.agrar e.V.: Hier sind für einen geringen Kostenbeitrag Tütchen mit Nutzpflanzensamen erhältlich. Die Tütchen enthalten die Samen unserer wichtigsten landwirtschaftlichen Nutzpflanzenarten zum ansehen, Fühlen, Vermahlen, Aussäen, ... Die Kurzsteckbriefe auf der Rückseite geben Basisinformationen über die Pflanzenarten.
BEZUG: i.m.a – information.medien.agrar e.V., Konstantinstr. 90, 53179 Bonn, Internet: ima.dbfaktshop.de

Schmidt-Hackenberg, Ute: Anschauen und Erzählen. Gedankenspaziergänge mit demenziell Erkrankten, Vincentz Network 2004

Die Box enthält 36 Bildkarten mit Erläuterungstexten und Begleitheft. Bilder und Texte sind auf die verschiedenen Stufen der demenziellen Erkrankung abgestimmt: Große Szenen mit viel Aktion, einfache Bilder mit humorvollen Erzählungen, leicht zu erfassende Blumen- und Früchtedarstellungen.

Vincentz Network/Schott Musik International (Hrsg.): Lieder aus meiner Heimat, 2001
Vincentz Network/Schott Musik International (Hrsg.): Tanzlieder, 2002

Jeweils mit:

Gruppenleiterhandbuch. Informationen zur Entstehung der Lieder, Hinweise zum Bewegen, Singen und Begleiten, Tipps zu Gedächtnistraining und Biografiearbeit.

Liederbücher. Im handlichen Taschenformat, Texte und Noten im Großdruck.

Musik-CD. Ins Handbuch eingeklebt, mit allen Liedern in Original- und Instrumentalplayback-Version zum Mitsingen.

2. Literatur

Burton, Robert: Vogeltreffpunkt Garten. Heimische Vögel richtig füttern und schützen, Gütersloh 1990

Deutsches Lesebuch für Mittelschulen, Frankfurt, 2. Auflage 1915

Dr. Oetker Schul-Kochbuch, Ausgabe C, Bielefeld, 6.- 7. Auflage. o. J. (1931)

Dr. Oetker Schul-Kochbuch, Bielefeld, 4. Auflage 1952

Reiners, Ludwig (Hrsg.): Der ewige Brunnen. Ein Hausbuch deutscher Dichtung, C. H. Beck Verlag, München, 2. Auflage 2000

Röhrich, Lutz, Lexikon der sprichwörtlichen Redensarten. Band 1-3, Freiburg, 7. Auflage 2003

Schmidt-Hackenberg, Ute: Wahrnehmen und Motivieren. Die 10-Minuten-Aktivierung für die Begleitung Hochbetagter, Vincentz Network, 1996

Schmidt-Hackenberg, Ute: Zuhören und Verstehen. Warum man im Januar Brezel aß und im Juni nicht zur Ruhe kam, Vincentz Network, 2003

Seymour, John: Vergessene Haushaltstechniken, Urania-Verlag, Stuttgart 1987

Stendel, Hermann: Für unsere Kleinen. Ein Buch für Mütter und Kinder, Stuttgart 1888

Wiemer, Rudolf-Otto (Hrsg.): Liebes altes Lesebuch. Kurzweilige und nützliche Geschichten, Gedichte, Fabeln für Alte und Junge, Aufstieg Verlag, Landshut 1991

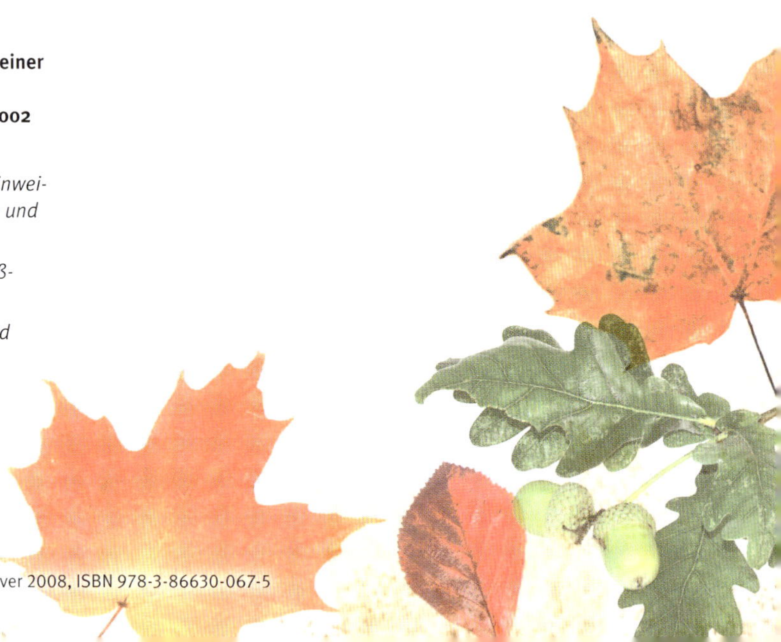

Danke –

... an Frau Schmidt-Hackenberg, die mich mit der von ihr entwickelten Methode zur Weiterarbeit inspiriert hat!

... an Anne Halbach für ihre Motivation und Beratung sowie für viele gute Anregungen, die das Buch noch bereichert haben!

... an Erika Röllgen, die alle Aktivierungseinheiten unermüdlich Korrektur gelesen hat!

... an die Bewohnerinnen und Bewohner im Seniorenzentrum Bergheim-Kenten, denen ich viele Anregungen zu verdanken habe, die aber auch mit viel Freude alles mit mir ausprobiert haben!

... an die Kolleginnen und Kollegen, die mich bei diesem Projekt unterstützt haben!

... an die Grafikerinnen der Werbeagentur Spiess-Reimann-Design für die hervorragende Gestaltung!

... und nicht zuletzt an Bettina Schäfer, Klaus Mencke und Stefanie Ebert von Vincentz Network, die mich sehr gut betreut haben und bei denen ich mich immer gut aufgehoben gefühlt habe, für die vertrauensvolle Zusammenarbeit!